睡出好生活

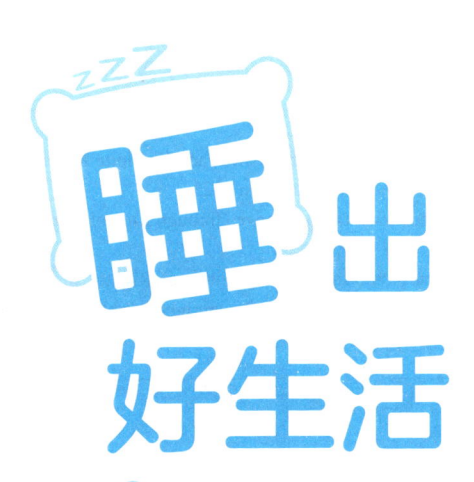

7步获得好睡眠

[美] 阿比纳夫·辛格 著
[美] 夏洛特·詹森

杨 莎 译

中国科学技术出版社
·北京·

图书在版编目（CIP）数据

睡出好生活：7 步获得好睡眠 /（美）阿比纳夫·辛格,（美）夏洛特·詹森著；杨莎译 . -- 北京：中国科学技术出版社，2024.8.

-- ISBN 978-7-5236-0816-6

Ⅰ . R338.63-49

中国国家版本馆 CIP 数据核字第 20242KM668 号

Original title: Sleep to heal © Abhinav Singh, M.D, and Charlotte Jensen
First published by Humanix Publishing, LLC. in 2023
The simplified Chinese translation rights arranged through Rightol Media
Email: copyright@rightol.com
The simplified Chinese translation rights arranged through Rightol Media
（本书中文简体版权经由锐拓传媒取得 Email:copyright@rightol.com）

版权登记号：01-2024-1121

策划编辑	符晓静　王晓平
责任编辑	王晓平
封面设计	锋尚设计
正文设计	锋尚设计
责任校对	吕传新
责任印制	李晓霖

出　　版	中国科学技术出版社
发　　行	中国科学技术出版社有限公司
地　　址	北京市海淀区中关村南大街 16 号
邮　　编	100081
发行电话	010-62173865
传　　真	010-62173081
网　　址	http://www.cspbooks.com.cn

开　　本	880mm×1230mm　1/32
字　　数	161 千字
印　　张	7.75
版　　次	2024 年 8 月第 1 版
印　　次	2024 年 8 月第 1 次印刷
印　　刷	北京长宁印刷有限公司
书　　号	ISBN 978-7-5236-0816-6/R·3298
定　　价	58.00 元

（凡购买本社图书，如有缺页、倒页、脱页者，本社销售中心负责调换）

致我整个宇宙的王后——维佳
以及我们的小公主战士——佐伊

阿比纳夫·辛格（Abhinav Singh），医学博士

致瑞斯，谢谢你为我照亮了每一天

夏洛特·詹森（Charlotte Jensen）

序

1997—2016年，我在美国印第安纳州内科医学中心担任执行总裁（chief executive officer，CEO）。在此期间，我聘用了近70名医学博士和执业护士。其中难免有资质平平之辈，但也不乏栋梁之材，阿比纳夫·辛格显然是后者。待到你阅读本书的正文部分，定会明白我所言非虚。

许多医生对待工作的态度就是打卡上下班——只是为了养家糊口不得已而为之的沉重负担。然而，也有许多人对自己的职业无比憧憬、满怀热忱。尽管电子病历的撰写异常烦琐，加上新型冠状病毒的肆虐，同事们纷纷倒下，所有人都面临着人手短缺的困境，但他们依然以悬壶济世为荣。

一些极具才华的医生能够将我们面对的困难分门别类，根据情况妥善处理；同时，他们满怀信心地接受接踵而至的种种挑战，并因为帮到他人而感到深深的满足。对于一个真正具有同理心的人来说，工作之余给自己牵挂的家人打一通电话，或是为了协助处理复杂病症而夜以继日地搜索相关文献，都不是负担，而是一名优秀执业医者职业操守的自然体现。辛格医生就是这样一位拥有上述优秀品质的杰出医生，他的热忱与正能量透过本书的笔墨，淋漓尽致地展现在我们眼前。

有趣的是，在阅读本书之前，我花了一些时间回顾自己近

40年作为内科医生的职业生涯，内容涵盖初级保健、诊室问诊、医院内科诊疗、重症监护以及临终关怀。尽管最终投身到了医院的急重症处理以及无边无尽的行政工作中，但我依然爱着那些效力初级保健的日子。每当思考初级保健和预防医学时，我首先想到的就是每个人都不难达成的、永葆健康的"金三角"——营养、运动和高质量的睡眠。和辛格医生一样，我认为前两者更具挑战性，而第三项并不需要付出什么，只需要自律，而自律的培养也只需要适当的教育和合理的激励。

在我们努力引导患者走向健康之路的过程中，帮助患者树立信心以及建立彼此的信任，都至关重要。这是所有临床医生面临的挑战。尽管许多医者都博学多才，但并非每个人都能有效传达自己的信息，以辅助患者实现最佳的治疗效果；也不是每个人都亲和力十足，毕竟患者不太可能平和地坐下来，和他的主治医生痛饮一杯冰啤酒。幸运的是，在读完本书的那一刻，你会发现自己结交到了一位可靠的挚友。你会忍不住想同辛格医生玩玩音乐，或者跟他相视而坐，欣慰地看他谈到妻女时脸上洋溢的光芒与笑容。而当辛格医生聊起他所提出的三大健康支柱——运动、营养和睡眠，特别是激情四射地向你分享睡眠的点点滴滴时，你会惊叹于他对睡眠医学丰富的知识储备和满腔的热情。

这本书是公共卫生领域的入门读物，它深入浅出地讲述了优质睡眠的治愈功效，能给读者带来一场美妙的阅读体验。它跨越历史长河，既是一个职业成长传奇、一部同行评议的医学文献，又讲述了日常生活中的医学小故事。文中不乏生动形象的比喻，也穿插着丰富而翔实的民间轶事，以寓教于乐的方式下述医学知识，上述人生哲理，洋洋洒洒、无所不谈。辛格医生是一位乐观主义者、一位理想主义者，他永远站在你我的立场上。他决心让这个世界变得更美好，邀请我们用更加开放的态度迎接种种新的可能性，掀起一场睡眠革命。而我全心全意地相信和支持他！

正如辛格医生所说，行医的基本原则之一是"不造成伤害"。很多时候，退一步海阔天空，时间会指引我们步向治愈之路。药物不是唯一的选择。除非万不得已，我个人是不愿意开具处方药的（我的妻儿可以证明这一点）。进化的过程自由而漫长，历经无数的尝试，其中涌现出了许多强大的治疗方法。辛格医生解释说，在多个物种中，睡眠生理的适应性进化决定了其具有治疗特性。继续探索大自然的智慧，并从中汲取有效的医学建议，将让我们更加健康长寿。《睡出好生活》为我们轻松运用近在咫尺的简单工具，充分利用好大自然教给我们的东西提供了理论依据。

医学博士比尔·巴菲

引 言

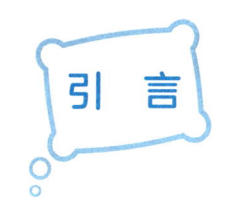

提起睡眠医生，大多数人脑海中浮现的，恐怕并不是一个在城市拥挤的人潮中艰难穿行、挨家挨户敲开陌生人家门的狼狈形象。但命运总是那么奇妙，那么难以让人抗拒。上述画面，正是我开展这段迷人旅程的起点，并将我引领到了今时今日——成为美国睡眠医学会认证的、全美仅有2000名的睡眠专家之一。

20世纪90年代末，在孟买，我是一名初出茅庐的医学生，对自己未来的专业领域毫无头绪。外科？不，没什么兴趣。心脏科？非我所愿。在印度托皮瓦拉国立医学院奈尔慈善医院的同学似乎都对复杂疾病和解剖学颇感兴趣，而我却没那么热衷。医学吸引我的地方在于其他方面：首先，我可以成为家族中的第一个医生，这让人跃跃欲试。但更深层次的原因是，健康比疾病更令我着迷。不仅仅是在孟买，甚至不仅仅是在印度，而是在全球范围内的公共卫生领域——我渴望找到一种为世界带来健康的方法。

这份信念的树立源于我参加医疗培训时，为市民接种小儿麻痹症疫苗的经历。在印度，医学生在毕业前的最后一年才能学到预防医学的课程。对我个人来说，新课程带来的冲击刚好与大规模的免疫接种擦出了火花。1979年，美国彻底消灭了小儿麻痹症。彼时，我仍在印度学习，而印度直到许久以后的

2014年，才终于完成了这一重要的里程碑事件。

因此，在2001年，我和其他几名同学穿梭在孟买最贫穷的社区，跻身于一个个狭窄的过道与街巷，踩着满地的垃圾，挨家挨户地敲门。我多么希望，那些打开门扉、忧心忡忡的母亲们能抱着孩子，从面纱背后露出好奇的表情，给我一个宝贵的机会，听一听我的想法和说辞。不出意料，她们都表示出了同样的担忧："我为什么要允许你这么做？你拿的东西是什么？"深知这项工作道阻且长然而意义深远的我鼓起勇气，使出浑身解数去消除她们的恐惧，安抚她们的情绪。我这样做不仅仅是为了能把那救命药滴进成百上千张孩子的嘴里，更是为了让这位母亲把接种少儿麻痹症疫苗的作用告诉家人，而她的家人又会告诉其他的家人，点燃燎原的星星之火。

一次行医只救一人于危难之中并非良策，或者说并不是改善公共卫生水平的高效方式。然而，如果能制造一起多米诺骨牌效应，让一个微小的意识如火花般呈指数级的蔓延，又将如何？有朝一日，我们一定能够根除小儿麻痹症，让整个社会重归健康喜乐——这个念头让我不禁热血沸腾！我将其称为"360度意识"——一个我极度热衷，并将在本书中详细阐述的神奇概念。

梦开始的地方

2002年秋季，我奔赴美国伊利诺伊大学芝加哥分校攻读公共卫生硕士学位。彼时的我仍未曾想过专攻睡眠医学，更不曾料想，这门专业会如此令人心驰神往。医学院几乎不涉及睡眠医学的内容，只开展过两场以睡眠为主题的讲座。在第二场讲座中，我清晰地记得，自己认为课程内容"既简单又无聊"而早早离场；几乎所有学生都翘掉了那门课（是的，我正在狠狠嘲笑年少无知的自己）。

对于刚刚从奥黑尔机场走出机舱，尚未抵达校园的我来说，另一个始料未及的噩耗是：我在接下来的短短几周内，就不得不交付一笔16000美元的学费。什么？！我在印度医学院的学业基本是免学费的！刚贷款买了机票、负债累累的我俨然陷入了财政危机，红色警报一触即发。

在当地从事技术工作的姐姐建议我赶紧找一个研究助理的岗位，也许能解燃眉之急，幸运的话还能赚些学费。我争分夺秒地打印了80份简历，见缝插针，将它们塞进了各个教职工办公室的门缝里（当时找工作还是靠这样的老方法）。我接到了几通电话，而大部分却杳无音讯。迫切需要一份工作的我一筹莫展，陷入绝境。

皇天不负苦心人，嗜睡症、睡眠和健康研究中心的睡眠实验室终于给我打来了电话。

于是，在只剩下最后3天宝贵时光的千钧一发之际，我坐到了一位著名科学家的对面。她开门见山地问我："你对睡眠了解多少？"

我愣了几秒，意识到自己必须给出一张漂亮的答卷，毕竟眼下正有一笔11万美元的天价学费等待着我。她身后的墙上挂着一幅描绘着人脑的艺术画作。当我不由自主地凝视那幅画时,意识到自己的大脑对睡眠所知甚少。然而,我显然不能告诉她这一点!我心中被无尽的懊悔所充斥:如果当初好好听了医学院的那堂睡眠讲座,该有多好。

"不多……但我知道人类离不开睡眠。"话是没错,但这显然不是她所期待的答案。我强作镇定,内心却悲从中来,似乎预见了获得一笔奖学金,以及在美国实现梦想的机遇正从眼前悄悄溜走。

她微笑着说:"你是否有兴趣,用自己的医学背景帮助我们招募睡眠障碍患者呢?"

"当然!"

"那太好了!我们可以为你解决本学期的研究生学费。"

我想……慢着,"解决"究竟是什么意思?喜出望外的我无言以对,脑海中一片混乱,慌慌张张地试图将美元换算成卢比:16000×50等于……多少?

她看到我沉默不语,以为这笔费用对我来说还不够,于是补充道:"我们再付你每月800美元的津贴,每周工作20小时,怎么样?"

我终于回过神来,意识到天上掉了一块大馅饼,赶忙回复道:"天啊!感激不尽!"我们友好地握了握手,然后她叫我那周之后的几天都去睡眠研究中心参加新人培训。

就这样,我在这个迷人的睡眠宇宙中,迈出了婴儿蹒跚的第一步。我学到了许多东西,花了大量时间查阅多导睡眠图(用于收集睡眠时大脑和身体数据的睡眠研究）和患者的睡眠调查问卷，并为中心的研究工作采访了成千上万名睡眠障碍患者。这份工作甚至足以付清我接下来3年的全部学费。然而，短短几个月后，我差点毁掉了一切——因为严重的睡眠不足，我竟在睡眠实验室当着老板和患者的面睡着了（虽然很想自我辩护：这项20分钟的睡眠研究是在一个黑暗的房间里进行的，而我则身处一个倾斜的躺椅上……然而这根本不是睡着的借口）。

正如我在面试中回答的"人类离不开睡眠"，我们都不能没有睡眠，是的，每个人都离不开睡眠。正如您即将在本书中读到的，特别是在第2章——剥夺身体和精神睡眠意味着无穷无尽的可怕后果，包括在最不合时宜的时间陷入深眠。

那天，我怀着最沉重的心情走出了实验室。我本以为自己过上了梦寐以求的生活，堪称走进了现实版的《芝加哥希望》，那是我在印度最爱看的电视节目。而此时此刻，睡眠不足即将残忍地夺去我最真挚的梦想。如果我在工作时打瞌睡，无论是神经科、麻醉科、急诊室或是任何科室，都理应承担失去一切的惨痛后果。

然而，这一切并未发生。当时的老板表示理解，他轻轻拍拍我的肩膀，将我唤醒，并建议我赶紧去上下一堂课，以免迟到。他知道我是一个年轻而忙碌的医学生，整日因"大学—睡眠实验室—学习—图书馆"的无尽循环而精疲力尽。然而，就是在那一刻，我意识到自己必须做出改变，绝不会第二次犯下同样的过错。在采访受试者的工作过程中，我也开始亲身体验睡眠障碍是如何毁掉一个人的人生的。同时，我也看到了行之有效的治疗能带来何其不可思议的转变。因此，从那时起，我开始认真对待并全力守护自己的睡眠。这也是我希望您能从本书中收获的财富。

后来，我获得了一个千载难逢的机会——师承西北大学医学博士菲利斯·泽伊（Phyllis Zee），参与全美最优秀的睡眠医学研究员培训项目。将睡眠作为毕生使命的意志在我心间萌芽，泽伊博士是睡眠医学领域杰出的思想领袖，是一位激情澎湃、乐于传道授业的医者。这最后一年的培训让我确信，就是它了，睡眠医学将成为我毕生的追寻！

1350 万分钟

随着人类在睡眠科学领域不断取得令人振奋的成果，以及"更好的睡眠等同于更加充实的生活"这一正确观念的普及，人们逐渐开始觉醒了。诚然，睡眠障碍患者无疑能从本书中受益良多，但如果您的睡眠状况良好，依然能从中学到不少东西。每个人都可以简简单单地通过优化睡眠的质和量来重塑健康，步向幸福。高质量的睡眠就像在疾病悄然入侵之前安装的一道安全防护栏。它是一具隐形的盔甲，从头到脚把你包裹得严严实实，时刻忠诚地守卫着你免受疾病的侵害。睡眠不仅能预防多种身心疾病，还能以我们尚不完全了解的方式帮助治疗疾病。想象一下，在你安然入眠时，体内的每一个细胞都会得到一次"清洗和细致保养"的美妙体验（详见第4章），这是一件多么让人惊叹的伟业。上面这些，仅仅只是开始。

我在演讲中，经常将睡眠形容成一笔共同基金。这笔基金将在你的人生长河中存入1350万分钟（1350万美元），然后你便可坐等收获健康红利。1350万分钟，是人类在80岁的平均寿命中，应当睡够的神奇数字。你也可以换个角度考虑：如果将睡眠比作你每晚都要入住的酒店，又是怎样一番景象呢？

你可以入住每晚500美元的五星级酒店，或每晚250美元的两星级汽车旅馆。你更愿意入住哪家酒店呢？大多数人应该会认为住每晚500美元的酒店更为舒适：更柔软的床铺、更蓬松的枕头、更丝滑的床单，还位于市中心的黄金地段。这家奢华酒店能让你度过一个又一个美好的夜晚。尽管500美元相当于每晚要睡8小时还多一点，但千万别拘泥于节约这仨瓜俩枣的差价：这是您对酒店高品质服务的小费！

本书不仅会改变你的睡眠方式，还会改变你对睡眠的看法。我将通过后续章节中分享的20余个案例研究，来努力实现这一点。这些成功案例均来自我的真实患者（化名）。或许目前正在困扰您的睡眠问题，也是他们曾经所泥足深陷并突出重围的。您将了解各类睡眠障碍的真实患者——包括打鼾、失眠与睡眠呼吸暂停；同时也将了解在他们几近放弃希望时，我是如何帮助他们的。

如奥黛丽，她在一所著名大学的音乐学院任教，是一名出色的小提琴手。多年以来，她始终饱受失眠症的折磨，尝试服用了越来越多的处方药,却始终不见好转。抑或萨姆,他是一名每日工时很长、非常健康的普外科医生。他来找我是因为自己鼾声如雷,以致被妻子赶到了沙发上睡觉。还有薇薇安,她在睡眠时不知不觉地购物,买了一双价值7000美元的设计师品牌鞋,那双鞋甚至还不是她的尺码!这种反常的行为是由于她为了治疗失眠服用大量镇静剂造成的。这个昂贵的问题不仅剥夺了她的睡眠,还掏空了她的钱包!

我永远也不会忘记马克,他是一名电工,曾在被诊断出患有严重的阻塞性睡眠呼吸暂停综合征后,被迫使用了持续气道正压通气(continuos positive airway pressure,CPAP)设备(顺便说一句,他很讨厌这个设备),并在此后漫长的15年间夜夜难安。他看过3位睡眠医生,参与过3次睡眠研究,甚至进行了一些复杂的手术,试图矫正该问题。然而,出现在我办公室的马克依然茫然无助,深陷困境。幸运的是,我最终成功地帮助了他(详见第9章)。现在,马克终于迎来了等待10余年的首次安睡。而这些只是我在书中所分享的、来自真实案例的冰山一角。

那些有失眠史的人可能并不期待睡眠时间的到来,我完全能理解,许多患者都阐述过这样的想法。鉴于此,我也希望能改变您在清晨一缕阳光透过窗棂时的感受。本书将帮助你重新拥抱(可以说爱上吗?)睡眠,并告诉你如何与整夜安眠形成积极而自然的联系。它会让你欣赏睡眠,对其产生崭新的认知——睡眠其实是一件每个人都能免费获得的东西。

无论你多大年龄,本书都将帮助你在日常生活中实现革命性的改变，支持你重新踏上改善睡眠、改善健康，最终实现更好生活的崭新旅程——不仅仅是今晚，而是伴随你的一生。在人类经历了新型冠状病毒的大流行后，职业压力和个人压力纷纷对睡眠产生了负面影响，从而打破了睡眠节律、削弱了免疫系统，使人类更容易受到病毒的侵害（更多关于新冠肺炎疫情对全球睡眠的影响，请参见第8章）。

因此，我又一次诚惶诚恐地带着这本书前来"敲门"（某种程度上），希望为我的读者带来预防性健康意识；怀揣着教育大众的信念，推动睡眠学领域的发展，并激励下一代杰出的青年才俊。只是这一次，我传递的不是根除小儿麻痹症的好处，而是睡眠的意义。对我来说，一切都要重归睡眠。

您有1350万次机会实现惊人的转变。现在，您准备好真正地睡个好觉……然后在梦寐以求的人生中醒来了吗？

阿比纳夫·辛格医生
睡眠卫士

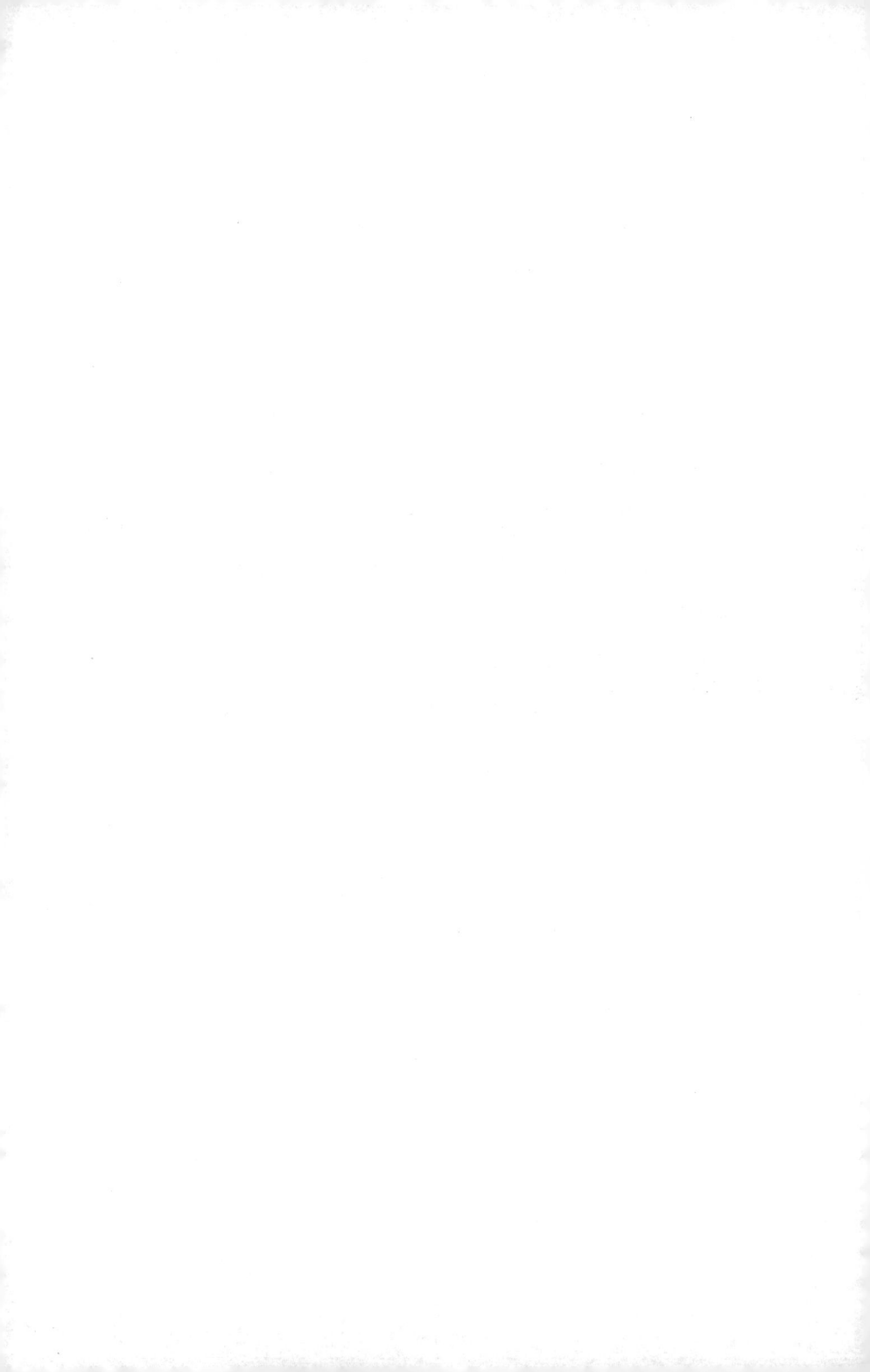

目 录

第一部分
揭开睡眠的奥秘

第1章　睡眠：永恒之谜　　　　　2
第2章　睡眠流失的真相　　　　　19
第3章　睡眠与成功息息相关　　　36

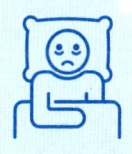

第二部分
处方：睡眠是最好的药

第4章　最佳"洗脑术"　　　　　　62
第5章　49条通往幸福的大道　　　86
第6章　睡眠基础教程：儿童健康与睡眠　109
第7章　优雅地衰老，优雅地入梦　132

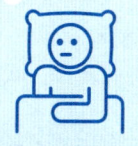

第三部分
高质量睡眠应有的样子

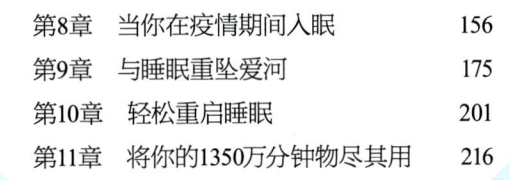

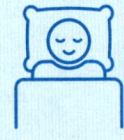

第8章　当你在疫情期间入眠　　　　156
第9章　与睡眠重坠爱河　　　　　　175
第10章　轻松重启睡眠　　　　　　　201
第11章　将你的1350万分钟物尽其用　216

致谢　　　　　　　　　　　　　　　225

第一部分
揭开睡眠的奥秘

第1章 睡眠：永恒之谜

> 睡眠生百益。对于促进身心健康来说，有什么能胜过睡眠呢？
>
> ——睡眠卫士

化夜为昼

1882年9月4日下午3点整，宁静的夜空被一种全新的力量撕裂，睡眠的宿敌横空出世，而人类对此仍浑然不觉。

那个敌人名为"人造光"，如今已无人不知、无人不晓。夏末那天，在托马斯·爱迪生（Thomas Edison）[1]启动珍珠街发电站（Pearl Street Station）[2]的瞬间，曼哈顿方圆一平方英里（约259万平方米）的土地第一次在暗夜中熠熠生辉。从那一刻起，人类的生活、工作、旅行、餐饮、娱乐……乃至睡眠的方式都发生了翻天覆地的变化。

---

[1] 托马斯·爱迪生：1847—1931年，美国发明家、物理学家，电灯的发明者。
[2] 珍珠街发电站于1882年9月4日投入运营，其中的发电机组由爱迪生亲自设计，被称为"爱迪生动力发电机"。

今时今日，电力照明俨然成了经济高速发展的有力引擎。它点亮了城市，让人们可以在天黑之后还能自在地投篮。然而，这项耀眼夺目的发明也展现出了阴暗的一面：它悄悄地抑制褪黑素的分泌，扰乱昼夜规律，剥夺人体睡眠。而睡眠，恰恰是人类维持生命存续最为宝贵的生理行为。人们最近才开始真正揭开睡眠奥秘的面纱。人类文明代代相传，却长期忽视了睡眠的重要作用。直到2000年左右，科学家才逐渐洞察到睡眠对人类大脑、心脏以及身心健康的深远影响。人类对睡眠的学习和理解正与日俱增。

曾几何时，人类的睡眠时间不受电子屏或灯泡所侵扰，其时长多能预测。在霓虹广告牌和闪烁的电视荧幕诞生之前，人的睡眠往往与太阳的东升西落紧紧相系。当黎明的光线射入窗棂，人们会自然而然地起床伸个懒腰；当夜幕降临，便随之进入梦乡。亚伯拉罕·林肯（Abraham Lincoln）[①]总统（据传患有睡眠障碍，在南北战争期间尤甚）似乎深受失眠症之苦，常常伴着昏暗的烛光披星戴月地工作。在工业革命至人造光发现并大规模商业化的那段岁月里，由于普遍缺乏足够的光照，人类一天所能完成的工作量相对有限。那时的人通常比今日的我们要多睡一个多小时（一年累积可达365小时甚至更多）。

每一天，我都亲眼见证着患者因人造光而饱受煎熬。人们为了养家糊口而起早贪黑，为了成就事业而风尘仆仆。不知不

[①] 亚伯拉罕·林肯：1809—1865年，美国第16任总统，在任期间废除了美国黑人奴隶制。

第一部分　揭开睡眠的奥秘

觉中，我们做起了一场不为人知的交易——用睡眠来换取生产力和娱乐。殊不知，这场交易的代价是沉痛的。

我的患者詹姆斯是一位才华横溢的珠宝师和钟表匠。睡眠障碍患者通常会先尝试自救，直到一切努力都付诸东流，绝望之余才有可能向我这样的睡眠医生寻求帮助。许多时候是因为有第三者抱怨他们打鼾，而詹姆斯正是这种情况。

詹姆斯每晚10点就寝，然后辗转反侧，难以入眠，直到凌晨两三点才昏昏睡去，最后被6点的闹钟无情叫醒。长期只睡3小时的严峻情况，让他日渐难以消受。我们初逢时，詹姆斯的状态堪忧。他常感疲惫，却毫无困意（疲惫和困倦之间有一个关键的区别，我将在后面详述）。詹姆斯焦虑、抑郁，并被诊断患有注意力缺失综合征。为了缓解胸痛和其他不适症状，他不得不依赖于医生开具的各种药物。

我很快就明白了他为什么夜夜难眠。詹姆斯每天服务于高端客户，而高级珠宝的制作和维修需要极致的专注力和精确的手工操作。虽然店铺每天在晚上7点钟准时打烊，但詹姆斯总会在工作的最后几个小时里伴着刺眼的灯光，戴着放大镜兢兢业业地工作，备好第二天的货品。即便夕阳西下，他也不曾停歇，而是通过自己的双眼和双手，让戒指跟项链重绽耀眼的光彩。这种高强度工作给他的眼睛和大脑造成了极大的负担。过度地暴露在人造光下，使他的视觉疲劳，身体难以进入适合睡眠的状态。

通过共同分析和研究他的夜间行为模式，我们重新制订了一套睡眠计划。具体方案与第10章中涉及的内容基本一致。詹姆斯遵从了我的建议，如今他的精神状况已大为改善。由于身体再度回忆起了自然睡眠的方式，詹姆斯的健康状况得到了提升，还停用了大部分药物。这个故事告诉我们，人类需要通过睡眠来自愈。如果自愈的程度没能达标，身体最终会以另一种不留情面（如生病）的方式来提醒我们。

如果你正在阅读这本书，便能深谙高质量的健康睡眠多么难能可贵。你或许同广大群众一样，曾对睡眠的重要性掉以轻心。在人们的集体意识中，废寝忘食的工作值得称颂，而早早睡去则被视作懒惰。世俗的价值观每时每刻都对睡眠产生着负面的影响。一旦这种思维模式根深蒂固，便会成为难以摆脱的习惯——半夜还在读邮件，这有何难？看电影看到凌晨两点？乐意之至。在不夜城通宵达旦地狂欢？让人听着都心痒难耐！

每晚睡足8~10小时似乎已成陈规旧制。毕竟人若长睡不醒，岂非要一事无成？畅销书作者詹姆斯·马斯（James Maas）在著作《睡眠的力量》（*Power Sleep*）中写道，发明了1000多项专利的爱迪生也曾将睡眠称为"洞穴时代的遗产"。爱迪生的话听起来颇有道理，直观来看，睡眠似乎毫无价值，直到我们真正地去审视、研究它。

大自然的错误……或英明之举？

艾伦·雷奇沙芬（Allan Rechtschaffen）博士是睡眠研究领域的先驱和灵魂人物。他于2021年以93岁的高龄与世长辞，在世界上有很高的声誉。雷奇沙芬曾在1978年这样陈述:"若睡眠没能起到至关重要的作用,那一定是生物进化过程所犯下的最大错误之一。"在芝加哥大学的睡眠实验室里,他开展了一些耐人寻味的科学观察,并发现被剥夺睡眠的实验鼠会在2~4周相继死亡。

进化会犯错吗?让我们回溯到婴儿时代。婴儿呱呱坠地时,便有技傍身。这是两项超凡卓绝、与生俱来的特技:一是吃,二是睡。即便无人指导,婴儿也能自如地狼吞虎咽,然后酣酣地睡去。无论环境多么明亮,周遭何其嘈杂,婴儿也能从容地倒头就睡。为何大自然会直接赋予婴儿这两项基本技能,而不是激进一些,让生身父母或他人来教与他知呢?这很可能是因为吃和睡的重要性不容小觑,攸关生死存亡。

不过……睡眠似乎与进化的大原则相悖。进化重保存、繁衍。换句话说,要多复制本体,多储存食物,避免被杀,才能繁衍生息。而当你坠入梦乡,这一切都按下了暂停键。你每天将有8~10小时处于极为脆弱的状态,甚至无法抵御外界攻击、保护自己和家人;同时,也无法进食。除非你是个梦游者,会在月黑风高夜浑然不觉地扫荡冰箱。

即便如此,人依然要睡觉。理想情况下,人的一生中有1/3的时间都在睡眠中度过,总计约1350万分钟。并非只有人类有这种疯狂之举,大部分动物也都以不同的方式睡觉,或者起码打个盹,高效地恢复精力。从土豚到斑马鱼,乃至昆虫,动物王国的每个成员都有睡眠的习惯。有的动物站着睡,有的在海浪下小憩;有的先找到自己心仪的洞穴或栖息地,再安然入睡;

还有的边翱翔边在空中闭目养神。每种生物都以自己独特的方式体验着这段休养生息的过程——睡眠。与人类相同，大多数生活在陆地上的动物和鸟类，也会经历快速眼动睡眠，这正是梦境悄然降临的睡眠阶段（更多关于快速眼动的知识见第4章）。

> 人类是自然界中唯一会主动推迟睡眠时间的动物，即便我们知道这可能有害无益。

科学家通过研究海牛、海豹，以及海豚、鲸、鼠海豚等鲸目动物，对睡眠有了更深入的了解。你可曾想过海豚是如何睡觉的？海豚与人类一样，是需要呼吸空气的哺乳动物。如果它们在水下睡好几个小时，便会被淹死。美国加州大学洛杉矶分校脑研究所的杰罗姆·M. 西格尔（Jerome M. Siegel）博士发现，当海豚进入梦乡，只有一半大脑进入了睡眠状态。这种不同寻常的适应性被称作"单半球睡眠"。如果它们夜间滞留在水面下，大脑左半部会陷入深眠，右半部则保持清醒，以维持呼吸；长夜过半，则会左右切换。

这些热爱海洋的特殊哺乳动物得益于单半球慢波睡眠，也能像人类一样，每天睡足8小时。它们能睁开一只眼睛保持警惕，并在需要时维持清醒，顺畅呼吸。在这方面，候鸟也是个中高手。它们能持续飞行数千英里，边睡觉边导航。相比之下，人类经历的则是双半球睡眠。

褪黑素也许是最广为人知的睡眠激素，它能帮助动物和人

第一部分　揭开睡眠的奥秘

类维持正常的睡眠周期。人体的设定是在夜晚睡觉,所以当夜幕降临时,黑暗会刺激人体自然分泌褪黑素,发出夜晚来临的信号,并催促我们赶紧准备睡觉。但是,像老鼠、蝙蝠等夜行生物,在夜间反而更活跃!褪黑素会激活(而不是放松)夜行动物。因此,当夕阳西沉,它们反而会幽幽转醒,四处奔跑、捕食,或玩耍,就像我的猫咪米莉和利欧一样。这些睡眠过程可以帮助动物储存能量,因为它们在白天休息,而不是捕猎。

睡眠的悖论在于,它以大自然神秘的方式帮助我们生存,同时却又让我们因入睡而陷入无助的境地。直到最近,人类才开始意识到睡眠的重要性。

> 据观察,为了避免成为捕食者的盛宴,野生长颈鹿每天只需2~3小时的碎片化睡眠。与此同时,1996年,科研人员对动物园中的长颈鹿(动物园中的长颈鹿不需要躲避捕食者),进行了一项具有里程碑意义的研究。研究发现,这些温顺的庞然大物以碎片化的方式睡眠,睡眠时长每天累计4.6小时。

所以,谁会关心睡眠呢?

即便现代医学正在经历如日中天的发展,像我这样的科研人员和临床医生依然对睡眠知之甚少。部分原因在于,长期以来，睡眠都是一个被过分冷落的重要研究领域。追溯到1921年，胰岛素的突破性发现显著延长了糖尿病患者的寿命。紧接着，1928年，第一种抗生素——青霉素被发现。随着青霉素的开发和推广，在20世纪40年代，全球的现代医学被彻底颠覆了。这些都是100年前（截至本书印刷之际）的重大发现。然而，"理想睡眠"的相关研究，却直到1953年才初露端倪！既然睡眠对人类的健康如此重要，为何人类对其忽视了如此之久呢？目前，人类对睡眠的了解还仅限于表面，这又是为什么呢？事实上，背后确实存在着种种复杂的原因。

全人类普遍对睡眠的成见

20世纪80年代，英国前首相玛格丽特·希尔达·撒切尔（Margaret Hilda Thatcher）曾慷慨陈词："只有弱者才需要睡眠。"雅虎前CEO、谷歌的第20名员工玛丽莎·迈耶（Marissa Mayer）恐怕也深有同感，她以每周工作超过130小时的工作狂属性而享誉业界。国际丘吉尔协会的资料显示，英国前首相温斯顿·丘吉尔（Winston Churchill）整日通宵达旦地工作，仅靠下午的小憩维持精力，最终成功带领英国在第二次世界大战中取得了胜利。据报道，爱迪生在1914年曾公开表态："人根本没有睡觉的理由。"同期，他的竞争对手、发明家尼古拉·特斯拉（Nikola Tesla）每天只睡2小时。再看看印度总理纳伦德拉·莫迪（Narendra Modi），他也因每天20小时的工作量而闻名，留给自己的睡眠时间少之又少。即便到了2019年，喜剧大咖史蒂夫·哈维（Steve Harvey）还在一段视频中表示："富人不会每天睡足8小时。"如今，这段视频仍在各大互联网平台上广为流传。

人类社会中，许多人都仰慕那些富有、成功和有权势的领导者、CEO，以及其他有影响力的人物。如果他们大都认为睡眠代表了无能或软弱，那么这最终一定会影响全人类普遍的态度和价值观。

推崇"完美的士兵"

自古以来，睡眠始终是人类的软肋。在战争中，士兵在入睡时被敌人所杀的案例不胜枚举。例如，在独立战争期间的保利大屠杀中，昏昏欲睡、迷迷糊糊的爱国者军队受到了英军的突然袭击。但进入20世纪，随着科学技术的进步，人们能在黑暗中更加自由地活动，"完美士兵"的概念应运而生。他们不知疲倦为何物，可以在白天和黑夜中自如地战斗，只需要极少量的睡眠。在20世纪的战场上，谁能征服黑夜、谁能研发出最好的武器，让"完美士兵"在夜间恣意地游走在陆地、海上或空中，谁便掌握了胜利的筹码。

我的很多患者都曾参加过战斗，我亲眼见证过，当人类牺牲睡眠来获得战争优势时会产生怎样的后果。许多老兵在退役回国之际，身心早已饱受摧残，睡眠也受到了严重的影响。我的一些患者曾参加过沙漠风暴行动[①]和阿富汗战争。他们纷纷

[①] 沙漠风暴行动：1991年，海湾战争中美国及其盟友为解放科威特而展开的大规模军事行动。战争共持续43天，以伊拉克军队战败及科威特解放告终。

给我讲述过战争期间，睡眠极度匮乏的过往经历。他们白天必须保持绝对的清醒，到了晚上，炮火与轰炸的威胁则让他们辗转难眠。因此，即便已经退役，这些老兵的睡眠在此后的数月乃至数年，依然会受到影响。回到家后，他们面临着和我们一样的睡眠压力——社会义务、电视、社交媒体、扰人清梦的孩子，还得加上战争经历所带来的额外压力。要成为"完美士兵"，恐怕是一项超越凡人极限的挑战。

技术的局限性

阻碍睡眠研究发展的另一个障碍是基础技术的匮乏。20世纪20年代，德国精神病科医生汉斯·贝格尔（Hans Berger）首次在人类的头部安装电极，捕捉到了脑电波的踪迹。然而，他并不知道这意味着什么。漫长的一个世纪过去了，这始终是一个谜。到了20世纪50年代，科研人员才开始以类似的方式发现了睡眠波。

然而，在前数字化时代，测量这类数据是一项繁重的任务。一切数据都必须被记录在纸上，夜以继日地消耗着大量纸张。试想，如果要对数百名受试者进行每晚8小时的脑电波测试，科学家必须对堆积如山的纸张进行深入的研究和筛选，找出其间的相似性，并对繁复的结果进行细致入微的对比分析研究。

彼时，睡眠研究不仅异常耗时，还似乎不那么光彩。想想看，为什么有人会致力研究睡眠——一个被认为是懒惰、缺乏动力的人无所事事的消遣？虽然为数甚少，但仍有一批科学家满怀激情，追随着内心的呼唤，孤独地致力睡眠科学的研究。即便时至今日，这依然是个非常小的圈子。根据美国睡眠医学学会的统计数据，截至2017年，美国只有7500名通过资格认证的睡眠专家。而我很幸运，能成为这个集体中的一员。在这个团体中，只有约2000人因其在该领域的杰出贡献和服务，而拥有进入美国睡眠医学学会的资格。而我也很荣幸，能成为其中的一员。

情况正在不断向好：如今，我们可以通过数字化的方式记录这试验数据，也能更轻松地获取试验结果。我们可以按需收集、分析和传输数据。因此，自20世纪90年代以来，睡眠研究才真正地蓬勃发展了起来（欲知更多，请参阅"睡眠发展时间线"，回溯20世纪的睡眠探索轨迹）。

睡眠发展时间线：睡眠研究领域的里程碑

年份（年）	发现
1924	德国精神病医生汉斯·贝格尔发现了脑波
1953	芝加哥大学发现快速眼动睡眠状态
1965	睡眠呼吸暂停综合征被发现
1970	睡眠医学奠基人之一威廉·迪蒙特（William Dement）在加利福尼亚的斯坦福大学开设了世界上第一个睡眠障碍实验室
1972	研究发现，打鼾会干扰血压和氧气水平
1993	随着全国睡眠障碍研究中心的建立，失眠被提升为全国健康问题
2005	睡眠不足与人体调节血糖的能力减弱有关

续表

年份（年）	发现
2013	研究发现，人类在睡觉时，大脑会排出废弃代谢物
2017	有人发现了控制人类睡眠的觉醒周期（昼夜节律）基因，并获得诺贝尔奖
2018	睡眠不足与大脑中的β-淀粉样蛋白增多有关（与阿尔茨海默病有关）
2019	睡眠中的德尔塔（Delta）波能巩固人类的长期记忆

对鼾声的误解

我们对睡眠了解的匮乏，助长了今日仍然盛行的某些错误观念。想一想，从儿时起到现在，那些环绕在我们周围的广告、动画、电影和其他与睡眠相关的形象。在所有的画面中，打鼾普遍被描绘成深度、安稳睡眠的标志，而真相则恰恰相反。我们一直以来都误解了这一事实，你能相信吗？这导致全球形成了一个普遍的社会共识：规律、慢性的鼾声是一种常见且正常（尽管有些恼人）的反应。但残酷的真相是，鼾声可能预示着一系列严重的健康问题，必须引起重视。

综合来看，过去150年间发生的一切着实是一场完美的风暴。从"完美士兵"观念到世界领导人和名人对睡眠的忽视甚至贬低，从技术上的障碍到文化层面，乃至大众对打鼾的认知偏差——我们终于可以渐渐理解，为什么人类对睡眠所知甚少。即便在我的眼中，它是人类健康"金三角"中最为重要，但也是最容易被低估的一环。或许50年后，当我们回首往事时，会不禁感叹："天哪，我们明明有一件近在咫尺的'天降神兵'，却整整200年都对它视若无睹。"

美梦成真

此时此刻，人类终于开始步向正确的道路。这也激励着我——一名全身心致力帮助患者重归健康的医生，饱含热忱地撰写了本书。在我忙碌的印第安纳州诊所之外，睡眠科学的变革正发生着日新月异的变化，科研成果频频成为头条。例如，2017年诺贝尔生理学或医学奖颁给了3位昼夜节律生物学研究者。因为他们发现了控制"睡眠—觉醒"昼夜节律的分子机制，并解释了这种机制是如何帮助人类适应地球自转的。

此外，阿里安娜·赫芬顿（Ariana Huffington）、格温妮斯·帕特洛（Gwyneth Paltrow）、勒布朗·詹姆斯（LeBron James）以及汤姆·布拉迪（Tom Brady）——众多名人和流行文化偶像，也开始公开谈论睡眠在自己生活中的至关重要作用，并分享睡眠是如何影响自己的幸福感、创造力和事业的。这是有史以来第一次，特别是在主流流行文化中，睡眠开始变成一件很酷的事。

我们是如何抵达这个里程碑的？睡眠——人类仍未完全参透、但赋予了万物以蓬勃生机的神奇之物。它是如何从人人不屑一顾，变成今日这般为人所津津乐道的"时代新宠"的呢？

在历史的长河中，人类对梦境的好奇心从未减退，这是睡眠长久以来令人心驰神往的地方。早在古希腊，亚里士多德就对睡眠和梦境进行过哲学思考。2000多年后，西格蒙德·弗洛伊德则在《梦的解析》（1899年）中阐述了他的理论。梦境让人如此着迷，过去如此，将来亦然。自古以来，人类始终渴望去揭示梦境背后的奥秘（科学家仍在努力解开这一谜团，请继续关注）。

梦，这种既奇妙又逼真的幻觉，能引领人回到故去的亲人身边。人在梦中，或被怪物追赶，或解决了无法攻克的问题。有时，人会梦见平平无奇的事，没有任何明显的含义；有时，又会做一场无比宏大的梦。我的一个朋友曾在某次梦中生动地体验了整个怀孕过程，并在梦中将孩子养大到5岁。是的，她醒来时感到怅然若失，那种悲伤难以言喻。

每个人都做过梦，有的人一晚能做上三五个，尽管很多梦在醒来时就会被遗忘。这也使梦境变得更为迷人。随着对梦的探索，人们的视角逐渐转向了现代的睡眠研究。第二次世界大战结束后，人们有了更多的时间，科研人员也终于将更多的精力投入到研究睡眠、梦境、睡眠不足的影响等课题上。20世纪50年代，科学家发现的快速眼动睡眠（梦的实体化）既有趣又奇妙。然而，这一切都局限在实验室里；彼时，仍没有一个人将睡眠与健康联系起来。

如今，我们已深知睡眠是关乎健康的大事。自20世纪90年代以来，许多有趣的发现重塑了人们对睡眠的认知，并颠覆了我自认为了解的一切。不过，仍然有许多未解之谜静待我们去揭示：睡眠期间发生了什么？这些脑电波意味着什么？人类能否控制或增强它们？诚然，我们能理解睡眠（或缺乏睡眠）会以许多让人意想不到的方式来影响健康：血糖水平、罹患阿尔茨海默病的风险、免疫系统的健康、肥胖、心脏健康、焦虑程度以及发生意外的可能性等。这个列表还有待完善——毕竟学

名人睡眠时间表：谁的睡眠时长是健康的

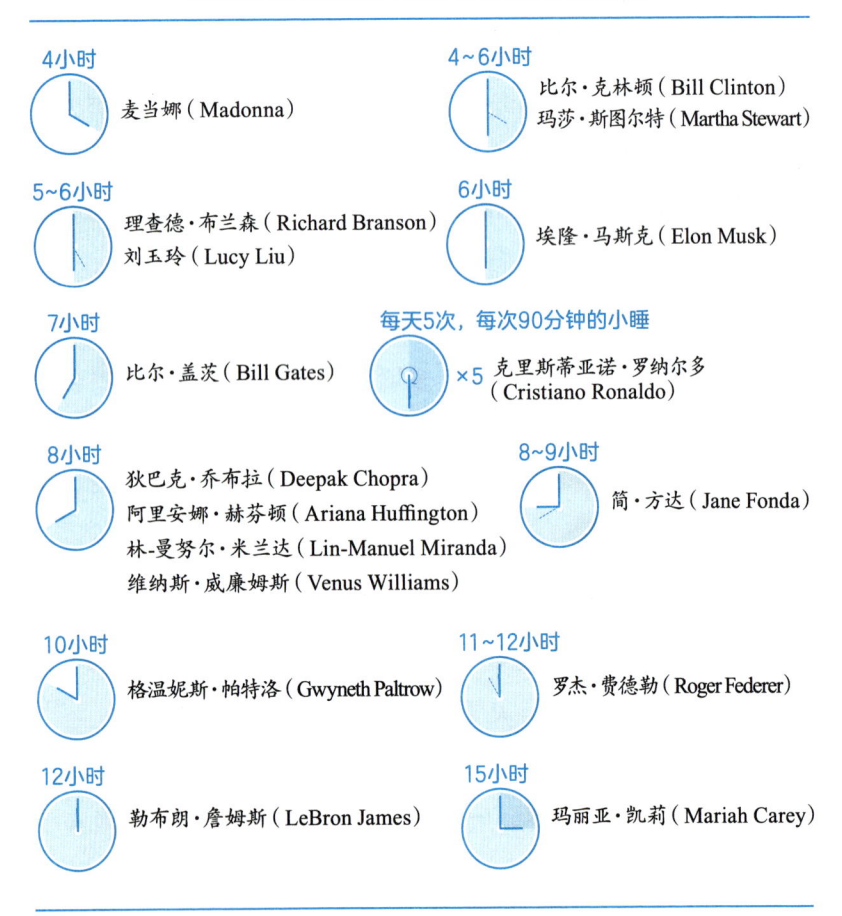

4小时 麦当娜（Madonna）

4~6小时 比尔·克林顿（Bill Clinton） 玛莎·斯图尔特（Martha Stewart）

5~6小时 理查德·布兰森（Richard Branson） 刘玉玲（Lucy Liu）

6小时 埃隆·马斯克（Elon Musk）

7小时 比尔·盖茨（Bill Gates）

每天5次，每次90分钟的小睡 ×5 克里斯蒂亚诺·罗纳尔多（Cristiano Ronaldo）

8小时 狄巴克·乔布拉（Deepak Chopra） 阿里安娜·赫芬顿（Ariana Huffington） 林-曼努尔·米兰达（Lin-Manuel Miranda） 维纳斯·威廉姆斯（Venus Williams）

8~9小时 简·方达（Jane Fonda）

10小时 格温妮斯·帕特洛（Gwyneth Paltrow）

11~12小时 罗杰·费德勒（Roger Federer）

12小时 勒布朗·詹姆斯（LeBron James）

15小时 玛丽亚·凯莉（Mariah Carey）

注：数据来源于主要媒体的报道，可能有误差或变化。

者们的研究方才起航。

一言以蔽之，睡眠质量差等于健康状况差。这意味着人类生活在美丽的地球上，如果睡眠质量不佳，则生存质量和寿命都会有所削减。就像大流行疾病不会放过任何人一样，没有人能够幸免于睡眠不足带来的恶劣影响：无论贫穷或富有、男人或女人、健康或生病、老人或小孩。

睡眠与全人类整体的健康和福祉息息相关，这无疑点醒了我。不仅仅因为我是一名睡眠医生，还因为我的内科背景以及对预防医学的浓厚兴趣。睡眠之所以特别，是因为它对每个人来说都唾手可得。我们都应当好好守护并捍卫睡眠。令人欣慰的是，转变睡眠状态是可以实现的，并且每个人都能够做到。在这本书中，我将为您具体展示如何实现这一点。

步入个人睡眠电梯

本书的第2章将更为深入地探讨睡眠不足，对个体乃至对整个社会的不良影响。在你翻阅到这一章之前，我想先分享一个观点。

试想，你拥有一架个人睡眠电梯。电梯共设有8层，每层代表1小时的睡眠时间，最后3层（睡眠的最后3小时）最为关键。但规则是，你不能跳过前几层，而是必须先通过前5层，方能抵达顶层。

假设前5层代表着一些基本功能，比如清除毒素、恢复肌肉力量、修复身体功能以及其他必要的维护及恢复工作，而第6~8层是管理情绪、绽放创意、放飞梦想、存档记忆及孕育神经可塑性的地方。相信我，你不会想提前按下停止键，然后错过这些美好的楼层！

然而，许多人都做出了错误的选择。有些人饱受失眠症的困扰，有些人则因工作压力过大而辗转难眠。艺术家、音乐家和作家等以创意为生的人，更是常被睡眠不足所困扰。孰料，最后的两三个小时才最为滋养人心。那些每晚只在睡眠电梯中经过前5层的人，都错过了最后3层的美好风景和重大裨益。而本书的目标，正是帮助你每晚都能乘坐睡眠电梯，顺利抵达顶层，一览如画的风景。你将迎来自己的最佳状态，将健康状况提升到前所未有的水平。

第2章 睡眠流失的真相

> 失去的睡眠将永远流失，再也无法挽回。

睡眠卫士

在我立志将睡眠科学作为自己的毕生事业之前，往前追溯到孩提时代，睡眠不足对我造成的毁灭性影响早已如影随形，深刻地影响了我的生活。而且，不仅仅是我一个人的生活——我的家人，乃至彼时印度绝大多数人都曾为睡眠不足所苦。

这就是睡眠不足的不幸真相：其后果影响着全人类，无人能幸免。当生活接连迸发出种种问题时，睡眠不足就像一根紧绷的弦，很可能会在某一刻突然绷断，影响成千上万的人。

我仍然能清晰地回想起1984年12月3日那个寒冷冬日的清晨。那年我只有5岁，距离6岁生日还差几天。那天家里接到了一个意外来电，是打给父亲的。他匆匆地收拾好一个背包，奔赴职场。事到如今，他冲出门的场景依然鲜活地在我的脑海中不断上演。我的心紧张得怦怦直跳，即便那时我还是个孩子，但也明白一定发生了一件非比寻常的大事。

那时，我们住在印度中部中央邦的一座重要铁路枢纽城市——伊塔尔西。家父是印度铁路公司的一名分区高级机械工程师，可以说是火车发生事故时的第一响应者。那天，父亲和一些初级军官一起，急匆匆地跳上一辆吉普车，向位于北部约100千米处的中央邦首府博帕尔驱车前进。那时他们尚未意识到，自己正飞速驶向世上有史以来最严重的工业灾难现场。

新德里总部的人告诉父亲，印度铁路公司的一列官员专列陷入了困境，动弹不得，原因不明，让他去"想想办法"。那时没有手机，没有任何人意识到事情的严重性。

父亲带着他的团队驱车一路狂奔，目的地直指博帕尔火车站。途中，他们惊觉情况异常，甚至可谓岌岌可危。所到之处尽是一片死寂，肚子肿得高高的牛东倒西歪地横尸道路两旁。父亲开始止不住地咳嗽，眼睛感受到烧灼般的刺痛。空气中弥漫着一种令人作呕的恶臭。后来，他们终于得知，原来该地区发生了大规模的化学泄漏。他们赶到现场后，为受困的官员提供了食物和援助。历尽千辛万苦，大家想办法让火车重新启动了起来。深夜，随着增援陆续抵达，父亲终于驱车回到了家。经此一劫，他肚子里有一箩筐的故事要讲。

很快，真相便昭告于世。在12月3日的午夜时分，当这座城市的大多数人都在沉睡时，有大约45吨的异氰酸甲酯剧毒化学品，从联合碳化公司的农药厂[①]里泄漏了出来，波及了整整65万

[①] 印度博帕尔毒气泄漏事件：1984年12月3日深夜，联合碳化公司的农药厂突发爆炸，导致近70万人伤亡，是人类历史上最严重的工业灾难之一。其间泄漏的异氰酸甲酯在第二次世界大战期间被纳粹用于大规模屠杀犹太人，被多个国家明令禁止使用。

平方千米的土地。虽然我们不知道确切的伤亡人数，但可以确定的是，有5000余人在事故发生后不幸丧生，而最终的死亡人数则攀升到了15000人以上。此外，有50余万人遭受了从瘫痪到慢性支气管炎的严重创伤。尽管博帕尔毒气泄漏悲剧背后的确切原因仍未查明，但经调查可以明确的是，这次事件与疲劳过度的员工所犯的错误有关。家父何其有幸，他的咳嗽不久后便好转了。

睡眠不足的迹象

我们都知道，缺乏睡眠很容易导致失误。往轻了说，可能会笨拙地将咖啡杯掉到地上；往重了说，可能是驾驶时横穿马路不慎撞死了人。很多类似的事故都可以避免，但前提是，我们作为社会中的个体，必须对睡眠，尤其是对睡眠不足予以高度的重视。

那么，让我们来简单了解一下睡眠不足的隐秘警告。这个议题，恐怕比你想象的要复杂得多。我接触到的许多患者都误认为自己睡眠充足，但实际上他们根本没睡够！

以我的患者威尔为例。他是一名汽车修理工，坚称自己每晚都得到了7.5小时的充分休息：晚上11点上床，早上6∶30起床，再睡个回笼觉直通7点。现实听起来很美好，对吧？似乎如此——然而，患者自述白天总是感到筋疲力尽，头脑发蒙，跟美好这个形容相去甚远。随着进一步的问询及深入了解，我终于弄清了个中原因。

许多人认为自己拥有充分的睡眠，在床上躺了足足七八个小时，难道这还不够吗？其实未必。威尔说他11点就睡了，但是一般人至少需要20分钟才能进入深度、能充分休憩的睡眠状态，且需要10分钟才能转醒。前后就花掉了30分钟，而人在睡回笼觉时，实际上并没有真正入睡，因此这段时间对身体毫无裨益：打盹的人只是在清醒和睡眠的游廊之间徘徊。所以，威尔实际的睡眠时间并不是7.5小时，而是6.5小时。更甚者，威尔告诉我，自己每晚起夜两次，所以还要为每次起夜再分别减去20分钟，这才是他重新进入安稳睡眠状态的时长。因此，他的实际睡眠时间仅为5.5小时左右，这显然不足以维持他的身心健康。

威尔每晚都会重蹈覆辙，然后在周末睡个懒觉，但依然感觉睡眠不足。他的身心状态很差，并去做了检查。主治医生检查了他的甲状腺，反复筛查了各种疾病，甚至还开了些药。但真正能帮助他的，只是解决掉睡眠不足这个"简简单单"的问题。于是，我给他制订了一个为期3周的调整计划，足以让他重新找回健康的睡眠规律，让生活步向正轨。威尔遵循了我的指导，并终于体验到了久违的舒适与焕然一新。

> 试想，你开着车，在一条坑坑洼洼的破路上连续行驶5天，然后再在一条康庄大道上行驶两天，汽车的损耗能得到恢复吗？当然不能。如果你在工作日睡眠不足，想靠周末两天多睡一阵来弥补，也是异曲同工。

为什么将实行计划的时间定为3周呢？这并非信手拈来的数字：3周是一个神奇的时间节点——科学证明，这是重新调整大脑，并记忆新习惯所需的时长。如果在3周内体验到了最佳睡眠带来的益处，人便会有由内而外地重复这种行为的动力。大家不妨自己试试看。

睡眠不足分为两种：急性睡眠不足和慢性睡眠不足，威尔的情况属于慢性睡眠不足。当你明知自己该去睡、却迟迟不睡时，便属于急性睡眠不足，如熬夜复习备考、上夜班，或与朋友深夜外出庆祝。急性睡眠不足的特征在于：你明知道自己真的不该熬夜，却还是勉强自己一错再错。如果这种状况继续下去，人体便会释放出各种负面信号，如身体反应迟缓、思维反应时间延长、血糖升高、心率加快以及认知和决策功能受损。

睡眠不足时，身体会向你发出警告，常见的迹象包括：

- 头部不停地向下倾倒；
- 出现眼袋；
- 一沾枕头就睡着了；
- 没有精力完成日常任务；
- 眼睛睁不开；
- 驾驶时，偏离车道；
- 醒来时，仍感疲惫；
- 过度打哈欠；
- 在会议中打瞌睡；
- 倍感烦躁。

急性睡眠不足的特征在于：其一，你明确知道自己需要睡觉；其二，睡眠不足的症状持续不足一周。

> **请勿在家中尝试**
>
> 1964年，17岁的兰迪·加德纳（Randy Gardner）在一次学校的科研项目中，打破了持续不睡觉的世界纪录——共计11天25分钟没有睡觉。后来呢？他连续睡了14小时，当下似乎没有产生任何不良反应，随即便恢复了正常生活。然而，后续报道揭示，他在未来的日子里饱受失眠症的困扰。

危机可不跟你"讲道理"

在我看来，慢性睡眠不足才是更危险的类型。它如影随形，可能在人尚未察觉之际，伤人于无形。疲惫与疾病会悄悄向你靠近，一场灾难正悄然降临——直到有像我这样的睡眠医生介入，做出精准的评估，才能找出症结所在、揭露问题的真相。慢性睡眠不足的人群，通常在午夜到早上6点之间睡觉。他们已经持续数周、数个月，甚至数年都没有抵达自己睡眠电梯的顶层了。他们误以为自己已经适应了这缩短的睡眠时长。然而，事实远非如此。这则结论或许并不让人意外：与急性睡眠不足相比，慢性睡眠不足给身心带来的伤害更大。

下列健康问题可能正在悄悄侵扰你，或是那些你深爱着、正在承受睡眠不足之苦的亲朋好友。我迫切地希望能带大家逐一了解慢性睡眠不足所带来的严重危害。请紧随我的脚步，一览睡眠科研领域的重大发现。

行为问题

我们都不乏切身的体会，无论是大人还是孩子，一旦睡不好，就会变得烦闷、暴躁、易感饥饿、令人讨厌，其恶劣影响罄竹难书，暂且不表。如果有一天没睡好，第二天的感觉自不必说了，你是否也有过类似的体验？很多人会把这些不良情绪发泄在配偶、孩子或同事身上，导致人际关系紧张，这实在是一大憾事。研究已证实，慢性睡眠不足会诱发一系列心理健康问题，包括焦虑、注意力缺失及抑郁症发作。

表现欠佳

根据不同的工作环境和企业文化，你的公司很可能对员工有较高的期许。他们希望看到员工在150%的时间里都保持高效率、高生产力和高度的创造力。但正如我在接下来的第3章要详细论述的，睡眠不足会大幅度削弱上述能力。睡眠不足时，你将坐在办公桌前昏昏欲睡，难以集中注意力，甚至会忘记重要的任务。无论是顶级运动员还是普通人，为了达到最佳状态，都需要充足的睡眠——无论是质，还是量。对全体人类来说，睡眠不是"可以有",而是"必须有"的事物,容不得半分妥协。

用一个形象的比喻来说明:我们都习惯于晚上为手机充电,确保第二天手机能有100%的电量。这与睡眠异曲同工,睡眠不足就像只用80%(或更少)的电量来支撑一整天100%的工作量。

认知缺陷

这是我个人最为关注的一项,因为它背后的故事耐人寻味。有一篇近来发表的论文具有里程碑意义。它告诫我们,睡眠不足等于认知能力下滑。你会忘记一些重要的事情,如结婚纪念日、预约看病的时间,甚至爱犬的名字。我们终于开始窥见那冰山一角。当人们纵享充足的睡眠时,大脑会经历一种类似"高压清洗"的深度净化过程,清除所有累积的废弃残渣。本书将在第4章中对此进行更深入的探讨,解释其间究竟发生了什么、背后的原因是什么,以及它与痴呆症和阿尔茨海默病的关系。

更多事故

正如印度博帕尔毒气悲剧事件所示,由睡眠不足所引发的事故可能会导致致命的后果。这远比你想象的更为普遍:请翻到本章末尾的"与睡眠不足相关的重大灾难"表,准备大受震撼吧。不是所有的事故都是致命的,但招致人受伤甚至死亡的情况时有发生。根据《综合精神病学档案》上发表的研究,缺乏睡眠的人更容易在工作场所犯错、引发事故(每年约27.4万起),例如睡眠不足、疲劳过度的外科医生在手术中截错腿,昏昏欲睡的司机更易发生车祸等。

没错，车祸是一大问题，我们都不希望在驱车上班的路上，旁边车道的司机处于昏昏欲睡的状态。然而，据美国国家公路交通安全管理局统计，2017年，约9.1万起车祸与疲劳驾驶有关，导致约5万人受伤，800人死亡。睡眠不足时，人的反应会格外迟钝，难以睁开眼睛，无法快速应对紧急情况。

与火车事故同理，每年，美国东海岸或西海岸总会因睡眠不足或睡眠呼吸暂停这样未诊断出的睡眠障碍，而引发一起火车脱轨事故，导致不必要的死亡。尽管多年来，美国国家交通安全委员会一直呼吁对列车员进行强制性的睡眠呼吸暂停综合征筛查，但在2017年，该倡议被联邦政府搁置。无独有偶，同样的问题也困扰着公交车和卡车司机。

不幸的是，如果睡眠呼吸暂停综合征没有得到及时的诊断和治疗，特别是患者正在驾驶任何类型的移动车辆，它可能攸关性命。最近，有一对夫妇来找我问诊。妻子描述，她坐在副驾时，经常看到丈夫打瞌睡。每当车辆偏离行车路线，驶入减速震动带时，她都会吓得花容失色，赶紧拎起手提包用力去打丈夫。她曾怀疑丈夫蓄意谋害自己，以获得她那份人寿保险！我有幸为她解惑：不，您的先生只是患有睡眠呼吸暂停综合征，并无恶意。

免疫力下降

睡眠不足还会影响免疫系统。在新冠肺炎疫情期间，你可能听过各路专家讨论这一点。睡眠不足会削弱免疫系统的功能，导致人体感染病毒，且感染相关疾病的风险增加了4倍。另一篇近期发表的研究则指出，睡眠不足会在细胞层面造成损伤。打个比方，线粒体是细胞的能源工厂；白细胞则是人体中的免疫战士，是血液中的第一道防线。若长期睡眠不足，白细胞中的线粒体脱氧核糖核酸（deoxyribonucleic acid, DNA）会减少，人体的免疫战士便没有足够的能量去"保家卫国"。这意味着什么呢？你会更容易生病，病程会延长，康复期也更加漫长。

危险驾驶的"四危"

大多数人都深谙酒后驾驶和在药物影响下驾驶的危险，但另外两个致命的"危"又是什么呢？一个是分心驾驶——在多个州颁布法律禁止驾驶时使用手机后，近年来，分心驾驶的危害才得到了广泛的认识。

另一个也是最后一个"危"指的是疲劳驾驶。你可能有所不知，睡眠不足实际上比喝上几杯酒更容易导致驾驶能力受损。这项关键研究是由德鲁·道森（Drew Dawson）博士和凯瑟琳·里德（Kathryn Reid）博士共同完成的。在我师承泽伊博士，于西北大学的睡眠实验室接受培训时，里德博士正是实验室的研究员。他们的疲劳驾驶研究显示，与血液中酒精含量为0.05%的人相比，持续清醒17小时的受试者表现出了更为严重的驾驶障碍；而当受试者持续清醒24小时后，他们的警觉意识和反应时间相当于血液中酒精含量为0.10%的人。如果你知道，每25名成年驾驶员中就有1名表示自己在过去一个月中曾在驾车时睡着，就能切身感受到这有多可怕了。

尽管我们有禁止酒后驾车的法律条文，但在新泽西州颁布《马吉交通法》(Maggie's Law)之前，人类社会尚未迎来任何一部禁止疲劳驾驶的法律法规。这部法案的背景是1997年，一名连续30小时未曾休息的肇事司机横贯3条车道，撞到了大学生马吉，致其丧命。由于事故发生时没有相关法律的支持，肇事司机仅被处以小额罚款。

在马吉母亲的不懈努力下，《马吉交通法》终于面世。法律规定，连续24小时不睡后还驾驶车辆的行为属于刑事犯罪。阿肯色州于2013年颁布了类似的法律。

然而，时至今日——在道森博士和里德博士发布其研究成果的多年后，限制疲劳驾驶的法律条文依然屈指可数，也没有法律专门限制疲劳驾驶这一严重的社会问题。不幸的是，社会在疲劳驾驶的问题上，依然滞后于人类所处的现代化时代。我衷心盼望有朝一日，人类能够找到解决这个问题的"金钥匙"。每个人（您和您所爱的人）早上的通勤安全，都与周遭那些往来车辆中的司机昨晚的睡眠质量息息相关。

💤 体重增加

体重增加与睡眠不足息息相关。原因何在？缺乏睡眠时，胃部会更多地释放出一种叫作胃促生长素（即"食欲刺激素"）的激素。该词的英文（ghrelin）听起来很像"咆哮"（growling），对不对？实际上，这种激素确实在向你"咆哮"："多吃点！我还没吃够呢！"在暴躁地向大脑发送信息。此时，会劝你"别吃了，已经吃饱了"的瘦素，则遭到了抑制。因此，每当你睡眠不足时，体重就会增加。其次，研究已经证实，如果让一名健康的成年人每晚只睡5小时或更短的时间，在短短的4周内，他们身上就会出现糖尿病前期征兆和胰岛素抵抗的迹象。想想看，这些发生在没有任何健康问题的成年人身上，仅仅需要4周的时间，这何其可怕！

💤 心脏问题和心脏病发作

当人们发现睡眠不足与心脏病息息相关时，终于开始正视睡眠问题。20世纪90年代，我们了解到慢性睡眠不足会导致高血压。在过去的20年中，科研人员还发掘出了更多的真相。例如，睡眠不足的健康成年人冠状动脉的钙化程度比正常睡眠的要高出300%。你没看错：300%！想象一下，我们可以把睡眠看作水质软化器，能够预防冠状动脉的钙化。而当你没睡好时，就相当于把水质软化器丢到了窗外。这会导致钙堆积在身体至关重要的心脏管道中，并造成堵塞，引发一系列潜在的心脏病。

死亡率

这是个冷酷无情的事实：死亡是所有生命的归宿，而睡眠减少——每晚睡5小时或更少，无异于加速死亡。健康的成年人在6年间，若每晚的睡眠都不足5小时，其死亡的概率将上升至常人的3倍。此外，如果你仔细观察所有常见的睡眠障碍问题，包括夜间打鼾和呼吸暂停等，会发现它们都与死亡率上升密切相关。如果一个人继续忽视这些问题，可能会在不知不觉中削减大约10年的寿命——整整10年。

这并非全是坏消息。希望大家也能将这则好消息牢记心间：解决睡眠问题很可能修复由此带来的大量损伤。亡羊补牢，犹未晚矣。最惊人的情况是，在改善了患者的睡眠状况后，我甚至见到过患者的心脏损伤得到了逆转，心脏功能也得到了加强。亲眼看到这种神奇的转变，并见证患者在睡眠治疗中获得巨大的成功，着实令我倍感欣慰。例如，我的一位患者装有心脏起搏器，心脏仅以原有能力的25%勉强支撑着，常年与心脏衰竭做斗争。当我们设法解决了他的睡眠呼吸暂停等睡眠问题后，他的心脏泵血功能就提升到了近50%（正常情况下，休息时的心脏泵血功能为55%~60%）。50%的水平意味着他可以骑自行车、打高尔夫，甚至可以完成一份定制版的"妻子分配的家务劳动清单"。仅仅通过改善睡眠，他的生活质量就得到了如此突飞猛进的提升。你也一定能做到这一点。

不妨这样来解读：我们要说的不仅仅是"我这两天不太舒

服，得睡得稍微好一点"，而是"我想要好好投资自己现在和未来的健康"。睡眠不足对健康的隐形影响代价高昂，将严重降低生活质量。还记得我在引言中提到的1350万共同基金吗？现在，在属于你的表盘上，数字的增速是否更快了呢？

公共卫生问题

美国疾病控制与预防中心指出，有1/3的人为睡眠不足所困。该组织还将睡眠健康的重要性提升到了"国家公共卫生"的维度。显然，他们的观点千真万确，唯愿我们学会倾听！

你可以想象，一旦一线工作者、公交车司机、火车工程师、飞行员、空中交通管制员或者其他任何需要对他人健康平安负责的工作人员睡眠不足，会给整个社会带来多大的危害。甚至是那些新手父母也面临着睡眠不足的危险，因为他们整夜都要应付新生儿的哭闹。若大量人群集体陷入睡眠不足的困局，无法发挥最佳表现时，不难想象这将会在社会产生怎样糟糕的连锁反应。决策能力受损、失误增多、认知能力下降、路怒症，或亚健康的人群以千奇百怪的方式突破着自己的承受极限——直到有朝一日，运势耗尽。就像2015年发生的一场悲剧：美国海军"佐治亚"号核潜艇在驶入港口时搁浅，造成了100万美元的巨额损失。事后查明，事故的主要原因之一，便是负责维护船只安全性的船员疲劳过度、睡眠不足。

每个人都处于风险之中，无论你是在军队服役，还是作为一名普通公民行驶在路上。过劳的出租车司机更易面临疲劳驾驶的风险，他们为了在凌晨4点赚到更高昂的时薪而没日没夜地开车，不知睡眠为何物。出租车公司通常要求司机在工作12小时后休息。然而，这并不妨碍有心人在这12小时的休息区间去打第二份工，为另一家共享出行公司效力。

我见过很多商用卡车司机来做睡眠呼吸暂停综合征等疾病的筛查，这通常是更新驾照的基本要求。他们满脸挂着不爽、情绪低落、骂骂咧咧地走进我的办公室，害怕因为可能出现的坏结果而失去赖以为生的资本。但他们最终总会想明白，这是为了自己的健康和人身安全，也是为了所有人的安全着想。所有我发现并治疗过的睡眠呼吸暂停综合征患者最终都能认识到这一点，并在痊愈后感受到前所未有的舒适和轻松。卡车运输公司也乐见其成，因为一起涉及人员死亡的18轮大卡车事故平均会造成150万美元的损失。

大多数人没有意识到的是，睡眠障碍不仅仅影响着患者个人，还影响着整个家庭——这是我在研究睡眠障碍时深刻意识到的事实。睡眠障碍带来的伤害很快会渗透到社会的方方面面——就像1984年，当我还是个孩子时，电话铃响起，我不得不眼睁睁地目送父亲匆匆离家，去处理一场骇人听闻的灾难一般。人类对睡眠障碍的认知尚不充分、重视度尚不足够、评价也不够公正，而改变这种重大错误的思维方式，是我毕生的激情所在。我希望能缔造一种多米诺效应，让每个人都记得关怀身边的人："你昨晚睡得如何？"重视睡眠，并展开类似的对话至关重要。我们需要更多地谈论睡眠,彼此帮助、互相扶持。我将在本书中详细拓展这一观点。

尽管有那么多的科研成果崭露头角,有越来越多的名人开始大声疾呼睡眠的宝贵,但在大多数情况下,社会仍然将"保持清醒"视为某种需要角逐的荣耀奖杯。事到如今,我依然能在许多新患者身上,亲眼看到这种错误观念的真实体现。人们往往认为,如果自己努力工作、少睡点觉,就能赚到钱,获得更高的职务,享受铺天盖地的赞誉,乃至实现职业生涯的飞跃。但许多人没能意识到的是,他们身上出现的种种健康问题,实际上都与睡眠有着难分难解的关系。睡眠不足会导致诸多隐患,如果你不幸深受其害,那么不仅会累及自己,还会祸及他人。

睡眠不足怎么算都是一笔亏本买卖,最终你将不得不加倍偿还——连本带利,而且代价非常昂贵、利率极高。睡眠不足就像一家粗暴的催债公司,会突如其来地"砰砰"敲响你家大门,疯狂地讨债。没有人希望面对这种困境吧。

与睡眠不足相关的重大灾难

年份(年)	灾难事故	睡眠不足在事故中的角色
1979	三哩岛核泄漏事故	疲劳的轮班工人未能注意到故障
1984	印度博帕尔毒气泄漏事故	值夜班工人的疏忽
1986	"挑战者号"航天飞机爆炸事故	美国航空航天局管理者睡眠不足
1986	切尔诺贝利核电站事故	睡眠不足的轮班工人反应过慢
1989	"埃克森·瓦尔迪兹号"的原油泄漏事故	船长在整夜畅饮后睡着了
1999	美国航空公司1420航班空难	机长连续16小时未休息
2010	印度航空快运812航班空难	语音记录器上记录到机长的鼾声

请容我提出一个略显疯狂的想法——一个您此前可能未曾产生过的想法：如果每个人都睡得更好，那么人类这个整体都会从中受益。

我们需要重新思考睡眠，让睡眠变得神圣。如果每个人每晚都能睡上8小时，整个世界将变得更加美好，宛如一座乌托邦！那时的人们会更加快乐、健康，工作效率更高。且这种积极性会反过来回馈社会，让世界变得更加美好。这是我过于乐观吗？也许如此，但我依然相信这终究会实现的。

最好的起点便是从自己开始。我鼓励大家以开放的心态，重新审视睡眠在个人生活中的重要性。下一章将重点介绍"睡眠与表现、成功和未来可能性"之间密不可分的内在联系。希望这一章能帮助您找到一股内在驱动力，让您在健康的一生中，享受更充裕也更美妙的睡眠。

第3章 睡眠与成功息息相关

> 睡眠是健康中最闪亮的弱点——它比你想象得更容易美玉蒙尘。
>
> ——睡眠卫士

当年为了追求医学梦,初次踏上美国这片土地时,我带了3件珍贵的东西登上了从印度起航的飞机:一颗乐观的心、一把木吉他,父亲赠予的礼物,以及一顶黑色芝加哥公牛队的刺绣帽子。当时的我未曾料想,甚至根本不可能想得到,在20年后的今日,我竟会成为一支美国职业篮球联赛(The National Basketball Association,NBA)球队——印第安纳步行者队的官方睡眠医生。

这场令人兴奋的机缘始于2021年的秋季。彼时,我正全身心地撰写本书。我发现,当人们听说一支NBA球队的工作人员中有名睡眠医生时,往往会露出惊讶之色。骨科医生?必须有!但一名睡眠顾问……什么情况?

如果考虑到近年来,人们对睡眠科学的认知在飞速进展,这似乎就说得通了。但我不得不承认,睡眠医学仍是一个相对年轻的研究领域。想想看,职业运动员的锻炼细节有专人负责，他们的营养亦如此——营养学家向来随团出征，负责测量餐量，并确保成员维持恰到好处的水分及营养摄取。这已经涵盖了健康金三角中的两大支柱。但在球场或训练设施之外，情况可能会变得有些棘手——对于运动员的表现来说，睡眠这第三根支柱，与其他两项同样重要。当球员们结束了漫长的一天，驶入自己的车道，随手关上门后，他们的睡眠就成了无人监管的行为。有些球员能很好地保证自己的睡眠质量，有些则不然。如果睡眠管理不当，无尽的隐患就会悄然而至。

我的工作重点就是帮助球员理解和塑造这样一个观念：良好的睡眠与成功密不可分。高质量的睡眠可以强化全身功能，它能帮助人体修复肌肉，增强免疫力，让人在球场上驰骋如风、表现超群。每支球队都渴望找到让其明星球员占据上风的神奇策略—这种毫厘之差的优势，很可能意味着差点赢得（但没有完全赢得）和真正赢得一座2英尺（1英尺≈0.305米）高、15.5磅（1磅≈0.454千克）重的金色奖杯之间微小又关键的差异。而睡眠，就能提供这种优势。

与此同时，我们团队中的每位医生都致力维护球员和工作人员的身心健康，确保他们总是处于最佳状态。而优质的睡眠，正是实现这一目标的利器。

因此，在比赛和训练期间，我会身着步行者队的正式装备，全副武装地来到球场或重训室，因为我肩负着一项重要的使命——更好地了解每位球员。除此之外，我还想让他们意识到睡眠必须成为日常训练计划的一项基本组成部分。多项研究表明，每晚睡眠超过8小时的运动员：

- 在训练时更有耐力；
- 不易受伤；
- 在感到疲劳之前，能坚持更长时间；
- 情绪更稳定，认知能力更强，因此更容易做出战略性的制胜决定（比如，是否应该在哨声响起前投三分球）；
- 命中率有所提高（2011年，斯坦福大学的一项研究发现，每晚睡足10小时的篮球运动员的罚球命中率提高了9%）；
- 移动速度更快；
- 反应速度更快；
- 具有更强的免疫系统，患呼吸道疾病和一般疾病的风险更低。

这些听起来都很棒！但问题来了：职业运动员怎么可能每晚睡足8小时呢？他们几乎每晚都要与各种各样的干扰因素奋战，却依旧要时刻保持巅峰的竞技状态。他们历经一整天的训练后，要火速赶往下一座城市的赛场。这些球员身材高大、肌肉发达，却常常在午夜时分仍被困在飞机狭小的座位上，跨越时区，一次又一次地在酒店前台办理着入住和退房的烦琐手续。

睡眠是习惯与节奏的统一，几乎没人能在陌生环境中安然入睡。大家都更偏爱自己的卧室、自己的枕头和熟悉到不能再熟悉的温馨环境。也许你的孩子、宠物或伴侣已经成了睡眠环境或仪式感的一部分。但在旅行途中，一切都截然不同。

即使在家，职业运动员也难以获得优质、足量的睡眠。也许现在已时至晚上11点了,他们才驱车回家,疲惫地瘫倒在沙发上;天一亮,又得早早起床,奔赴新一天的密集日程——比赛、航班、媒体活动以及无尽的训练。

也许在与家人共度的宝贵时光里,就像所有人一样,他们会使用智能手机、电视或电子游戏来放松。尽管屏幕特别是高亮度的屏幕,是最糟糕的睡眠干扰源。他们可能会打着瞌睡入睡,然后在凌晨2点,被孩子"爸爸!爸爸!"的尖叫声给惊醒。如果他们没有孩子,也可能会熬夜参加朋友的派对。

而这一切,还没算上他们承受的心理压力:若白天比赛失利,他们该如何面对呢?落败运动员的肾上腺素会飙升,被媒体的采访轰炸,让人感到压力重重。除此之外,他们还要承担来自社交媒体、教练以及娱乐体育节目电视网(entertainments sports programming network,ESPN)重播对自己的无情审判。此时的他们早已筋疲力尽、饥肠辘辘,甚至可能还受了伤——他们的体力已经透支到了极限。我们不得不承认,他们被称为"超人",实至名归——这便是一名顶级运动员的日常生活。严苛的日程安排根本不容他们有太多的个人空间,来保证规律、连贯的睡眠。

必要的睡眠是不可或缺的。然而,我在从业经验的过程中发现,即便时至今日,许多顶尖运动员对睡眠健康的重视程度仍然停留在起跑线上,甚至对其掉以轻心。尽管未必是故意忽视,但由于上文列举的诸多压力(有时甚至是睡眠障碍),他们的睡眠质量受到了严重的影响。在职业运动员之间,各种令人忧心的情况比比皆是:失眠、生物钟紊乱、白天过度嗜睡,乃至打鼾和睡眠呼吸暂停综合征。在这样的大背景下，为他们制订一套有针对性的睡眠教育计划、想方设法赢得他们发自内心的认同，就成了点睛之笔。关键是要积极主动地采取睡眠干预措施，而不是等待问题自行爆发。我能感受到运动员们跃跃欲试的情绪：在我与整个团队会面的前2小时里，就有几名球员和工作人员走过来打招呼："辛格博士！我需要与您见面详谈。"

诚然，对于每一个人，优质的睡眠都可谓一剂灵丹妙药，无一例外。但运动员们必须更加注重保障好自己的睡眠，这关系到他们自己与团队的一切。因为他们要日复一日地坚持高难度的训练，参与高水平的竞技活动，要比大多数人更加拼命地去挑战自己的身体极限。想象一下休闲畅游与竞技游泳之间的鸿沟，你就能明白个中差距。竞技游泳选手需要更长的休息时间，休息过后，他们必须尽快利用一切可用的资源，让身体状态恢复至最佳状态。

每一位职业运动员起初都是万里挑一，但后来成为伟大运动员的却寥寥无几，堪称传奇的更是凤毛麟角。据说，网球巨星罗杰·费德勒（Roger Federer）每天的睡眠时间约为12小时，NBA总冠军勒布朗·詹姆斯（LeBron James）也是如此。优秀运动员和卓越运动员之间的区别，在于其巅峰期持续时间的长短。如今，这些选手的表现仍然远胜同龄人。他们无疑选择了一条与众不同的道路。难道深谙睡眠之道是他们获得胜利的秘密武器之一吗？

此处，让我们留下一个开放性问题：如果我们像NBA巨星一样，珍视和拥抱每一个甜美的梦，那么人生将呈现出怎样的全新画卷呢？

睡眠聚光灯

我想与大家分享我的患者罗伊·希伯特（Roy Hibbert）的真实经历，他的睡眠旅程堪称成功的经典案例（罗伊慷慨地允许我们在本书中使用他的真实姓名）。你可能对他早有耳闻，他是两届NBA全明星球员，曾效力于印第安纳步行者队、洛杉矶湖人队以及夏洛特黄蜂队等球队。不久前，罗伊执教费城76人队。但现在，他选择暂时退出，好好在家做一名全职奶爸，专心照顾自己两个年幼的孩子。当我为撰写本书而采访罗伊时，他曾表态："老实说，教练们为球队和工作人员投入的时间，经常超过与家人相处的时长。"

我与罗伊的初逢是在2013年，那是他第二次成为全明星球员之前。彼时，我的一个工作伙伴被选为印第安纳步行者队官方队的内科医生，而我正致力向所有合作医生推广自己的"360度睡眠意识"理念——睡得好，才能活得更好。直至今日，我依旧热忱地与每一个愿意倾听的人分享这一观点——无论是患者、家人、朋友、邻居、同事，还是我的猫、我无辜的妻子，有时甚至是我的植物，更别说还有此时正在阅读本书的您了。我在本书中燃烧和分享了自己毕生的热情！没过多久，我发现工作伙伴开始陆续推荐那些NBA球员和工作人员，来我这里接受诊疗。他似乎也开始意识到，睡眠这件看似简简单单的事，可能会影响到球员们的表现和整体健康状况。

罗伊在步行者队中担任中锋，他的身高足足有7英尺2英寸（2.18米）。"我一直非常重视健康，"罗伊坦言，"健康膳食、重训、健身，这些我都能做到，但不知为何，我总觉得自己在健身房的成效不如预期。"

当罗伊来找我时，他说自己习惯每晚10点睡觉，早上8点起床——整整10个小时！即便如此，他仍然感到昏昏欲睡、浑身乏力，仿佛有什么东西在干扰自己的睡眠。睡眠的量确实足够了，那么会不会是质的问题呢？

"过去有人提到我打呼噜，"罗伊补充道，"父亲也有这个习惯。我原以为这是稀松平常的，从没意识到背后的科学原因。我总猜想半夜打呼噜是不是跟饮食或者锻炼过度有关。"

于是，我安排罗伊在睡眠中心进行了一晚的睡眠监测。对于一个日程如此繁忙的人来说，这真的不是一件简单的事情。罗伊回忆道："我10点到的，浑身都布满了导线。虽然那晚有点难以入睡，但我还是尽量放松，尽力睡着了。后来，研究人员告诉我，他们已经获取了所需的数据。"

确实，我们办到了：我诊断出罗伊患有睡眠呼吸暂停综合征。这解释了他白天为何会产生那种压倒性的疲劳感。我还观察到，当他向左侧卧时（而非向右），睡眠质量更佳。最终，在一位睡眠牙医的帮助下，我们为他定制了一款口腔矫正器（并非咬合保护器）。这款矫正器能帮助他将下颚稍微前移。当时，罗伊还没有准备好尝试持续正压通气（continuos positive airway pressure，CPAP）治疗。他感慨地说："真庆幸我咨询了辛格医生。从那天起，我一直都在努力配合，并渐渐好转。"

对于治疗睡眠呼吸暂停综合征，我们会根据每个患者的具体状况选择不同的治疗方式。有时，我们会推荐患者使用口腔器械；有时，根据患者的严重程度、体型以及姿势对睡眠呼吸暂停综合征的影响程度，我们会推荐其使用CPAP呼吸机。对于肥胖患者，可以首先尝试减重。显然，罗伊并不超重。为了让他感到舒适，特别是考虑到运动员紧凑的日程，我们首先尝试了口腔器械疗法。

短短的两天后，他便迎来了惊人的好转，这超出了我们的预期。罗伊分享道："我再也不需要多睡那1小时了，也不再有那种莫名的疲惫感，而是一觉醒来就知道自己已经睡够了。以前早上起床时，我总感觉迷迷糊糊的，希望能再多睡会。而现在我明白，醒来的自己已经整装待发了！"尽管依然要面对起早贪黑的训练、五天打四场比赛的超人行程，以及奔波于各个城市之间参加大大小小激烈角逐的压力，罗伊依然表示，他感觉现在的自己比过去的几年更有活力了。治好睡眠障碍后，罗伊的职业生涯蒸蒸日上。

时光荏苒，8年过去了，罗伊已经升级到使用CPAP呼吸机进行治疗。回想一下，罗伊头第一次来找我时，他才20来岁，没有成婚，是一个过着大家梦寐以求生活的酷炫NBA球星。当时，他甚至都不想尝试CPAP治疗（我想在此补充说明一下，这

第一部分　揭开睡眠的奥秘　　43

在患者中属于普遍现象)。"当时我才二十五六岁,"罗伊说,"我觉得佩戴CPAP并不是件很酷的事,所以选择了另一种方式——口腔器械。但随着年龄的增长和智慧的累积,我决定试一试CPAP。现在啊,真希望我在10年前就这么做了!谁在乎我入睡时的模样呢?"

由于罗伊晚上有磨牙的习惯,口腔器械经常受损。后来,他戴上了透明矫正器来矫正牙齿,导致口腔器械完全不适配了。因此,罗伊放弃了这种方法。从那之后,他的睡眠受到了严重的影响,也因此再度来到我的诊所。那时,罗伊已经三十而立了。他的生活更加稳定,且更愿意尝试新事物。然而,适应CPAP器械并非易事。我鼓励他继续尝试,并承诺情况会渐入佳境。罗伊表示:"开始的几个晚上真的很难熬。"但在我为他换上了双水平正压通气(positive airway pressure,PAP)设备,并教给他一些练习呼吸的方法后,他表示,"一切都变得井井有条了。"

罗伊现在年纪大了,他亲身体验到,自己无法再像年轻时那样承受缺乏睡眠所带来的影响。随着年龄的增长,我们终将意识到这一点。他希望现在年轻有为的NBA球员们能够从自己的故事中吸取经验教训,因为许多人都忽视了优化睡眠的重要性。

罗伊说:"作为一名老球员,我经常看到小伙子们夜夜笙歌。我总告诫他们:一定要保证足够的睡眠,因为对手已经闭上眼,为第二天养精蓄锐了。你们现在还年轻,可以百无禁忌。但随着年龄的增长,就得睡够、睡好,而且必须采用正确的睡眠策略去严格执行。"

"也许使用CPAP会让人感到屈辱，"罗伊补充道，"但如果它有助于打好比赛，让你们在球场上势不可挡，那么一切都是值得的。"就连大名鼎鼎的沙奎尔·奥尼尔（Shaquille O'Neal）也被诊断出患有睡眠呼吸暂停综合征。他甚至亲自参与了商业广告的拍摄，大力推广这一改变了自己命运的CPAP呼吸装置。

　　如今，罗伊成了一名忙碌的父亲，越来越需要尽可能多的睡眠。"一致性是关键。因为孩子们会起得特别早，所以我需要确保自己早点上床休息，才能积蓄充沛的活力。"罗伊补充道。当自己睡眠不足时，就会变得更加暴躁和不耐烦（所有人都是这样，不是吗）。他明白，我总是希望他可以保证每天7小时45分钟的睡眠，不容例外，而且我还能通过笔记本电脑随时查看他的睡眠数据。现在，罗伊如果想在周五晚上和妻子一起多看一集《橘子郡娇妻》(*the Real Housewives of Orange County*)，他必须三思才行。我特别能理解那种诱惑，真的。但睡眠永远是第一位的！睡眠卫士正在严格地站岗。

成功人士需要睡眠

　　并非只有NBA球员需要每晚睡足8小时，人人都需要睡眠，但我特别推荐精英人士高度重视睡眠。例如，摇滚明星，在自己的领域中改变世界的人——那些领导者和创造者，杰出人士和高瞻远瞩者，颠覆者和游戏规则的改变者。最佳的睡眠有助于提高和改善人的方方面面：

- 创造力；
- 战略决策能力；
- 清晰的思路；
- 工作的速度和效率；
- 更准确的判断力；
- 更高的专注力；
- 警觉性；
- 情绪控制能力；
- 其他更多方面。

睡眠是你的竞争对手可能还未（曾）启用的秘密武器。更妙的是，规律的深度睡眠能够同时提高人的智商和情商，有助于你在各种关键场合上一锤定音：与重要客户的会面，即将向天使投资人展开推介，或者希望将自己绝妙的创意展示给世界，化想法为现实。即便是亿万富翁企业家埃隆·里夫·马斯克（Elon Reeve Musk）也曾坦言，过去他总是挤不出睡觉时间。他在2021年的一次播客节目中表示，自己每晚至少需要6小时的睡眠，不然就会严重影响工作效率（千万不要错过本书第5章的精彩内容。我在那里整理了睡眠的各种美妙之处——足足有50条之多，希望能对您有所启发）。

我可以明确地告诉大家，在我的患者中不乏遇到睡眠问题的知名人士。他们的工作水平不同凡响，一旦睡眠受到些许干扰，就会立刻察觉到。只要平常毫无瑕疵的表现受到任何微小的影响，就会让他们感觉经历了一场噩梦。功成名就的人很难接受这种意外。在医学领域，和我共事的同僚中有许多杰出的外科医生和其他领域的顶尖医学专家，他们根本无法接受这种不完美的感觉，因为患者鲜活的生命都依赖于他们无与伦比的技术以及超乎寻常的专注力。

萨姆就是一个很好的例子。他是一名健康状况良好的普外科科室负责人，同时也是一名资深的外科大夫，由于感觉有段时间过于疲惫，乃至整体状态下滑了一个档次，才专程来找我。萨姆那年刚50出头，事业有成，正值职业生涯的巅峰时期。经过检测，我发现他患有睡眠呼吸暂停综合征，然后在一位睡眠专科牙医的帮助下，为他定制了一副口腔器械。一经使用，萨姆就体验到了立竿见影的积极效果。

我曾遇到一位患者，他是杰出的胃肠病领域专家，不仅是该领域的佼佼者，更是一位真正的引领者。他之所以找到我，是因为遭受了所谓的"OTC"（睡眠卫士的自造术语！）之苦，OTC的全称是"被打跑的沙发侠"（ouch to couch）。想象一下，患者在夜间打鼾如雷，以致同床的伴侣在半夜生气地打出一记肘击，希望打鼾者能翻个身，降低鼾声，不要扰人清梦。然而事与愿违，打鼾者最终通常被赶到沙发上，只能孤零零地入眠。显然，他在夜间也常常蹬腿、抽搐，把床单和被子弄得一团乱，严重影响到了自己的生活。更糟糕的是，随着OTC的日益严重，他在白天也会感到无比的疲惫和昏沉。经过检查发现，他确实存在严重的打鼾问题，但只患有轻度的睡眠呼吸暂停综合征。此外，他夜间抽搐与打鼾发作的时间点相吻合。我向他保证,解决了呼吸暂停问题,就能够显著改善这一切。他最终选择了CPAP治疗。事实证明,正确的面罩和压力设置在他身上非常有效。

别成为"被打跑的沙发侠"

"被打跑的沙发侠"究竟是何方神圣?好吧,当你的鼾声太过嘹亮,以致在不知不觉中,被撵到了沙发上,在那里孤枕成眠,而不是与伴侣同床共枕,你就俨然成了一个"被打跑的沙发侠"。大多数打鼾者并非一开始就是这样。变成一个"被打跑的沙发侠"通常要经历3个阶段。

第一阶段:"被揍"或"沙发"

起初,你的伴侣还颇具耐心,不会立即用胳膊肘顶你。但你也能清晰地意识到,自己的鼾声困扰着他。所以在被肘击"揍"得连连叫苦之前,你会主动转移到沙发上睡觉。

第二阶段:"被揍"到"沙发"

在这个阶段,当你和伴侣同床共枕时,夜间的肘击变得越来越频繁和不耐烦。你的伴侣终于忍无可忍了。所以,即使自己每晚一开始时都在床上,也会在"三振"(肘击)之后被赶到沙发上。

> **第三阶段:"沙发"到"沙发"**
>
> 一旦抵达这个最终阶段,就意味着你已经长时间忽略了自己的打鼾问题。你甚至没有资格再上床了!起初,你躺在一张沙发上,然后因为这张沙发太过凹凸不平,而带着毯子挪到另一张沙发上。局势可谓四面楚歌:睡眠本就很糟糕了,体重恐怕还会增加。更糟的是,你还错过了和伴侣彼此依偎的温馨时光。是时候痛定思痛,去看医生了!

在医疗领域外,还有像弗雷德里克这样的人。他是一家全球财富200强、生物医药公司CEO的安全细节主管。弗雷德里克患有睡眠呼吸暂停综合征,并正在使用CPAP呼吸机。然而,他还是满面愁容地出现在我面前,疲态尽显,并告诉我这台机器对他已经不再奏效了。我很快了解到,由于他每个月里起码有15天都要在飞机上度过,满世界邀游,因此无法坚持使用体积太大、难以携带的CPAP。这代表着在一半的时间里,弗雷德里克都无法正常使用CPAP呼吸机(这可不是一个好迹象)。就像你向前迈进了一小步,又向后退了一步,最终毫无进展。于是,我们为他配置了一个更小、更便携的、自带电池组的便捷旅行CPAP呼吸机,可供他在飞机上使用。这虽然是一个简单的解决方案,却带来了天翻地覆的改变。

我的另一位患者达克斯也遇到过类似的情况。他是吉他技团队的负责人，跟随一位举世闻名、备受好评、曾荣获格莱美奖的音乐家工作。他当时40多岁，整天陪着乐队满世界跑，非常辛苦。达克斯的任务包括在演出结束后熬夜"拆场"，并在下一个演出地点早起布置和筹备。在这种高强度的工作压力下，他常感疲劳，体重也逐渐增加，还遇到了胃酸倒流的问题。通过一次睡眠检查，我发现除了慢性睡眠不足，达克斯还患有严重的睡眠呼吸暂停综合征。就像安全细节主管弗雷德里克一样，达克斯也成天坐着飞机满世界飞来飞去，几乎不怎么回家，因此他感到忧心忡忡并对睡眠障碍的治疗效果表示怀疑。同样地，我们也为他定制了一个稍小的设备，设置了合适的参数，让他放心使用。几周后，达克斯表示自己的睡眠质量得到了极大的改善。

　　知名度很高的患者常常把他们的疲态归咎于自己的职业。确实，他们紧锣密鼓的生活方式是导致压力产生的一大原因，但这往往都与睡眠不足密切相关。睡眠不足的形式可能体现在量的不足，也可能体现在质的缺失。这些人群比大众更喜欢挑战自我，他们极具竞争性，常将自己与同龄人相较。有时，他们与我交流时会提道："我拥有这个家伙所拥有的一切——教练、动力、资源和天赋，但为什么我没有取得同样骄人的成绩？"的确，他们拥有一切——智商（intelligence quotient, IQ）、情商（emotional quotient, EQ）和财商（dollar quotient, $Q），然而却往往忽略了自己的SQ（sleep quotient），也就是睡商！因此，我常问他们（一如现在询问您一样）："您的SQ是多少呢？"

测试：你的SQ是多少？

你是否拥有超高质量的睡眠？或者有某种未知的干扰因素在影响你的睡眠？了解自己的睡商（SQ），是保证睡眠整体健康和质量的一个重要因素。请完成下面的测试，看看自己是否需要去看睡眠医生。

辛格医生的DOZE睡商评估

1. 你白天经常渴望（desire）小睡片刻吗？
2. 你是否希望自己在清醒时更加精神（oomph）？
3. 你是否需要获得更多的睡眠（zzzs）呢？
4. 你的床伴是否对你的睡眠行为（打鼾、不安静等）感到恼火（exasperated）？

打分：针对上述问题，如果有任何一个回答为"是"，都值得与你的睡眠医生谈一谈。因为你可能患有隐性睡眠障碍，却尚不自知。

解开穿越时区的睡眠困局

这些故事说明：第一，许多人都患有睡眠呼吸暂停综合征，却浑然不觉，直到他们来找我这样的睡眠专家就诊时才恍然大悟；第二，成功人士经常在高强度的工作岗位上长时间连续努力工作，有时候更是不眠不休。长期的睡眠不足（质和量），很可能会削弱当事人高水平的日常工作表现。

> ### 睡眠的质和量
>
> 睡眠的量显而易见：你昨晚睡了几个小时？与"睡了多久"相比，睡眠质量则表明你"睡得有多好"。睡眠的质是肉眼不可见的——只有床伴的耳朵才能听到。也许在刚才的2小时里，伴侣一直在听你打鼾；或者，当你的伴侣用肘部击打你，让你安静下来时，你的肋骨也能感受到！
>
> 对睡眠不足的讨论往往止步于量。然而，这是不对的。每晚睡眠的时长固然重要，但睡眠的质量也不可或缺。

我在艺术家、音乐家、职业运动员及高级管理人员中观察到的一个共性：繁忙的工作常使他们与行李箱为伴，在飞机上休息（愿飞行顺利），下榻各种各样的酒店，很少有机会在自家的床上安然入睡。即便平常睡眠质量不错，频繁的旅行也很可能破坏他们的睡眠节奏；此外，睡眠质量不佳对健康、工作表现，乃至成功的影响都不容忽视。如果这是你的日常，请对比一下自己在2020年3月前后的睡眠状况。在新冠肺炎疫情的居家隔离期间，许多"空中飞人"在家一待就是好几个月，护照都要长毛了。结果却因祸得福,很多人重新找回了自然的睡眠节奏,并记住了这种刻骨铭心的美好感觉(详见第8章,了解新冠肺炎疫情对全球人类睡眠的影响。尽管有些人在这一期间改善了睡眠状况,但对更多人来说,它却让睡眠变得更糟了)。

若你的睡眠节奏被打乱,特别是当原因出在频繁的出差上时,身体往往会率先感受到。有资料显示,与向西旅行的东海岸球队相比,向东旅行的西海岸球队表现更佳。如果一场比赛在东部时间晚7点开始,对于一名加利福尼亚州运动员的生物钟来说,比赛时间则是下午4点。由于他们天然的生物钟优势,即便没有主场优势,也会发挥得更好、更强,因为此时球员的身体还没有适应新的时区。

现在让我们反其道而行之。当东海岸的运动员飞往西部参加晚7点的比赛时,从他们的身体来看,这个时间点其实是晚上10点。比赛开始之际,他们体内已经在开始释放褪黑素了。在这些运动员彻底适应新时区之前,会比对手更容易感到疲劳。研究表明,这的确会影响运动员的表现。没有哪种运动可以避免时差的影响,美国国家橄榄球联盟(National Football League,NFL)、北美职业冰球联盟(National Hockey League,NHL)亦是如此。对东海岸的运动员来说,这着实让人无可奈何。

跨越时区会打乱人的生物钟,扰乱睡眠,并影响个人表现。无论朝哪个方向行进,走得越远,情况就越糟。如果你曾经倒过时差,就会深深明白这一点(旅行时跨越两个或以上时区，身体能够明显感受到）。NBA也深谙此道，因此聘请了像我这样的睡眠专家，希望能最大限度地减少时差对球员及后勤人员的影响。

我们已经了解到，球员在向西飞行时会经历昼夜节律失调，那么能用哪些方法来应对呢？我们可以根据每位球员的具体情况，为其量身定制不同的方法和策略，帮助他们了解昼夜节律，并与其保持一致，以拥有所向披靡的生物钟优势。

> **生物钟优势**：实现内部和外部生物节律的和谐与同步，以便个体能够精神焕发。有助于实现目标，发挥出个体的巅峰水平。

在我与步行者队签约不久后，他们就飞往波特兰参加了一场比赛。比赛在当地时间晚上7点进行，而这个时间是印第安纳波利斯的晚上10点。队员们的褪黑素在他们走进球场时开始飙升，你认为他们能发挥出最佳水平吗？显然不会。尽管在比赛的第4节领先了7分，但他们最终还是输了。当然，每场比赛都是复杂、多层次的，但睡眠不足的影响也不容忽视。如果我们能在比赛前让队员的生物钟更接近巅峰状态，他们就可以利用生物钟优势，发挥出更高的水平。然而，这需要时间。

比方说，步行者队预计在西海岸参加一场比赛。我可以在赛前单独与每名球员沟通，并为其量身定制一个特定的个人计划，帮助每个人最大限度地优化自己的生物钟优势。如此一来，无论身处哪座城市，他们都能发挥出自己的最佳水平。这是如何实现的呢？首先，要评估每位队员当前的睡眠模式，制订计划，并在出行前几天就开始实施变动措施。具体包括请每个人在出行前开始服用褪黑素，并逐渐将他们的就寝和起床时间提前几个小时。当你把这些安排得恰到好处时，他们便会以更快的速度适应新的时区。这将最大限度地减少时差带来的不良影响，让运动员们叱咤球场。

找到自己的昼夜节律优势

你可能不是一名NBA球员，没有一名私人睡眠教练来保障自己高品质的睡眠，但却仍然可以学习如何利用昼夜节律的优势让自己受益。

首先，我们必须明白，睡眠这个概念贯穿了整整24小时。它不仅仅是在夜间戴着眼罩，躺在软蓬蓬的被子下呼呼大睡那么简单，还包括你白天的所作所为。什么时候吃饭？什么时候锻炼？什么时候晒太阳？你为了调节身体的生物钟做了哪些努力？昼夜节律系统是一个24小时的内置时钟，负责调整人体的"睡眠—觉醒"节奏。在人体的多种昼夜节律中，"睡眠—觉醒"是非常重要的组成部分。它由白天的警醒信号和夜间的稳态调控驱动力组成，两者相辅相成，共同促进睡眠。因此，即便是白天醒着的时候，你也在逐渐积累自己的睡眠驱动力（第2章将围绕这一点进行详细的阐述）。

在理想的状态下，当你按时上床睡觉，睡足8小时，并在醒来时觉得自己得到了充分的休息时，一切都高度同步、无比和谐，你会感到神清气爽。每天、每周、每月都认认真真地优化自己的睡眠，会让你的生物钟运转正常、无可挑剔。此时，你的情绪、耐心、专注力、表现以及健康等方方面面，都能更上一层楼。

昼夜节律优势使你可以自然地融入日常生活，你也可以根据即将到来的旅行，有针对性地调整昼夜节律。一旦你明白，自己的身体在一天的不同时间段会有不同的表现，就可以试着将比赛、训练或会议安排在特定的时间段。想想看，如果一群十来岁的游泳选手被凌晨5点的闹钟叫醒，让他们立刻起床去训练，他们会做何感想？一定是糟透了。但是，如果你能与自己内置的生物钟打好配合（而不是反其道而行之），就可以在恰到好处的时机规划一场和谐而顺遂的训练，并调整好睡眠时间。这样做的奇效是表现更佳，甚至能取得更大的成就。

临床昼夜生物学领域的先驱迈克尔·H. 斯莫伦斯基（Michael H. Smolensky）博士，在他与琳恩·兰伯格（Lynne Lamberg）合著的畅销书《生物钟健康指南》（*The Body Clock Guide to Better Health*）中详细解释了24小时的昼夜节律。本书展示了一天中不同时间段中人体生理、最高警觉性、协调性、反应速度、肌肉力量等的情况。如果我们将斯莫伦斯基等人研究的内容应用到体育、商业或生活中（请记住，有些体育运动可能涉及多种类别），就能得出《巅峰表现时刻表》。

巅峰表现时刻表

7：00　　起床

10：00　　最高警觉性——拳击、足球、重要商务会议

14：30　　最佳协调能力——篮球、曲棍球、排球、重要手术

15：30　　最快反应速度——棒球、武术、赛车、网球、驾驶飞机

17：00　　心脏和肌肉达到最佳状态——足球、高尔夫、跑步、游泳

21：00　　开始分泌褪黑激素

22：00　　就寝时间

2：00~4：00　　进入深度睡眠。我喜欢把凌晨4点看作体温的最低点,也是你的"马里亚纳海沟睡眠"（马里亚纳海沟是整个太平洋最深邃的地方）时间

4：00~6：00　　快速眼动（REM）睡眠最集中的状态,对于做创意相关工作的人士来说,尤为重要。因此,如果你有一首想完成的歌曲、一个棘手的问题亟待解决,或者正在策划下一本畅销书,那么获得充分的快速眼动睡眠对于找到最佳灵感而言是不可或缺的

这可能是你平常的日程安排。但请记住，就像我为步行者队的篮球运动员所规划的那样，任何日程都可以提前或延后。首先，假设你下周要从纽约飞往英国，参加一场重要的会议，会议将在伦敦举行，时间是上午9点。由于你的身体认为那时是凌晨4点——正是身体平常享受深度睡眠的时刻，所以你困得不行，光想想就觉得难受！

然而，如果你提前采取措施，来减少昼夜节律的不同步，便能更迅速地调整到最佳状态。你的时差反应将不会那么严重，可以更快地享受在这座新城市的美好时光。就像职业运动员一样，你可以提前几天开始执行以下操作：

- 在一天中特定的时间服用0.5毫克褪黑激素（具体时间取决于你要跨越几个时区以及要飞往哪个方向）。
- 在早晨或傍晚吸收（或避免）强光照射。
- 逐渐调整你的睡眠和起床时间，帮助自己同步到新时区的状态。
- 如需获得个人定制策略，请在了解旅行安排后，咨询你的个人医生或睡眠专家，或者尝试运用一个线上的时差优化计算器。

四段式预防：从好到最好

1. 原初预防

原初预防指在出现健康问题前，就制订好规划。就睡眠而言，这代表即使目前没有任何风险因素、没有任何不适或健康问题的迹象，也要遵循计划，养成更好的睡眠习惯。原初预防是最理想的预防措施。我个人认为，其重要程度无与伦比，因为原初预防最符合我"360度睡眠意识"的理念。所有人——我们每个人，以及我们身边的每一个人，都应该为更好的睡眠大力投资。即便你认为自己现在就睡得很好，也不要忘了，你永远可以睡得更好。这种投资基本不需要花费任何费用，只需要一点维生素"纪"——"纪律（discipline）"的"纪（D）"。有了最初的预防措施，你就不会让自己的睡眠偏离正轨——哪怕只是一夜。

2．一级预防

一级预防指出现风险因素后，所采取的防微杜渐措施。比方说，你被诊断出患有高血压。一级预防能够帮助你重回正轨，从根本上预防心脏病的发作。

3．二级预防

二级预防并不是我最青睐的预防措施，但我们却经常实施它。二级预防可以帮助患者在心脏病发作后恢复健康，或者在患者经历了长达5年的慢性失眠后，帮助他们恢复睡眠。

4．三级预防

三级预防是最终阶段。如果一切干预措施都达不到预期效果，或者已经无法再预防疾病、病症，那么我们的目标是尽量减少并发症和病症复发，并提高患者的生活质量。

睡眠是一种运动

我鼓励每个人,尤其是步行者队的队员,认真对待自己的睡眠。睡眠也可以被视作一种运动,你训练得越勤奋、投入得越多,就越能成为个中高手。想想看,你有可能成为睡眠界的"一代宗师"!

对于篮球明星来说,关心睡眠时间和生物钟和谐的目的当然是赢得比赛。然而,我认识到了其中更为深远的意义:如果运动员在长期缺乏睡眠的状态下生活、训练和比赛,他们的健康将受到严重损害。不仅仅是今天可能会受个小伤,而是在道阻且长的未来,可能会面临非常严重的健康问题。在我看来,尽早预防这种情况的发生要比任何比赛都重要百倍。幸运的是,当我们改善了选手的睡眠及健康时,他们的比赛表现也节节攀升了!

睡得好,就有更好的表现,更容易步向成功——这在很大程度上,与我们睡觉时大脑内部发生的精彩故事有关。第二部分,我将带您更深入地一探究竟,近距离了解这个既迷人又神秘的"洗脑"过程,以及它为什么对我们现在和未来的健康如此重要。

第二部分

处方：睡眠是最好的药

第4章 最佳"洗脑术"

> 大脑中最有效的镇静剂之一,就是在阳光下保持清醒。
> ——睡眠卫士

早在20世纪90年代初,我还是一名无忧无虑的印度少年,喜欢看《海滩救生队》,痴迷于迈克尔·杰克逊的专辑《危险》,并学习用吉他演奏枪炮与玫瑰乐队的曲子,试图吸引女孩子们——基本上就是竭尽全力成为最酷的13岁少年。那时,我的父亲参加了一场工作管理研讨会。但这与他过去在印度铁路公司工作时参加的其他技能培训不同。6周后,当父亲拖着行李箱回到家时,出现了一个潜移默化的改变——他爱上了瑜伽、冥想和正念。公司会请老师向经理们传授这些活动的理念及做法,帮助他们调节压力,提高注意力和工作表现,以及更好地与员工进行互动。

瑜伽起源于印度,并且俨然成了印度文化中不可或缺的组成部分,其根源可以追溯到数千年前。鉴于此,我父亲能欣然接受瑜伽或许也在情理之中。但在20世纪90年代,这些古老的信仰变得现代化起来。在美国、英国,乃至全球主流社会,人们对瑜伽的接受度都在不断提升。不过，当我在午后匆匆跟着朋友们赶去打板球，瞥见父亲坐在沙发一隅专注地冥想时，实在看不到一丝一毫的现代时尚感。

我和姐姐开始注意父亲每日的新习惯。只要他午休回到家，就会抽出15分钟的时间躺在沙发上冥想，有时甚至会睡着。他告诉我们，除非遇到紧急情况，否则不要打扰他。事实上，不久后，父亲便成了个中高手。尽管耳畔充斥着电话铃声、门铃声以及桌上锅碗瓢盆的清脆响声，他也可以在家庭的喧嚣中安静而自如地躺下，惬意地闭着眼冥想。父亲将这种日常的"充电小憩"升华到了一种艺术形式的地步，让我着实有些着迷。有时，他还会分享冥想后神清气爽的感觉。因为小睡以一种重要的方式让他的大脑得到了休息，并让他的心平静下来。只不过，当时我们尚不能完全领悟个中深意。当时的我还很年轻，觉得自己无所不能，根本不需要小憩。别人也许会需要，但我才不！然而，在几十年后的某日，30来岁的我在睡眠实验室度过了异常艰难的一天，差点被疲劳和压力彻底击垮。从那一刻起，我的世界发生了天翻地覆的变化。

那天，我已经连续28小时没合眼了，既要接收患者，又要在医院值夜班，从早上8点开始一直忙到半夜，然后又直通次日中午。我突然意识到了一个可怕的事实，那就是我必须在当晚驱车3小时赶往芝加哥。但对于筋疲力尽的我来说，这简直是一项不可能完成的任务。忽然，我灵机一动，想起了父亲的小憩法，心中寻思为什么不去睡眠实验室休息几分钟呢？我立刻来到睡眠实验室，设定了20分钟的闹钟（不然我肯定要把整个下午都睡过去了）。经历了短暂的休息后，我感觉棒极了！可喜可贺的是，前往芝加哥的路途也一帆风顺。

就在那时，我突然意识到：哇！我可以利用从父亲那里学会的小憩艺术，为自己争取一些隐藏的优势！在那一刻，我也了解到了其背后的科学原理。同时，我的人生进入了一个崭新的阶段。父亲的新身份、接踵而至的工作，以及紧锣密鼓的日程，这一切的一切常常交织得难解难分，令人头痛不已。此后，我开始偶尔将15分钟的午休融入自己的日常生活习惯中（有其父必有其子）。如今，我经常走到二楼的睡眠实验室（我的办公室在一楼），给自己盖上条毯子，然后在手机上设定好计时器。如果懒得爬楼梯，我就会在办公室的地板上铺一块瑜伽垫，然后躺在垫子上打盹。即便是周末，我也会尽量坚持这个安排。虽然这很难，但我仍在努力坚持。

短暂的休憩看似微不足道，但它却犹如一汪清泉，切实地为我下午的思绪注入了活力，让我即便到了傍晚，也有充沛的精力与家人共度温馨的时光。而在那些没能午休的日子里，一到下午3点，我就会感觉精力下降。你很可能会看到我在睡眠诊室里，身着白大褂，咕嘟咕嘟地喝着一杯含糖咖啡，手里还拿着个甜甜圈。

900秒的力量

每天中午到下午3点，人体会自然地进入一种短暂的低迷状态，持续时间通常为30~45分钟。在这段时间里，静

> 息凝神15分钟（或900秒），能产生惊人的奇效。简单的15分钟"充电"会使你更加：
>
> - 精准；
> - 敏捷；
> - 警觉；
> - 情绪稳定；
> - 专注；
> - 高效。

美国国家航空航天局（NASA）研究了小憩（"受控休息"）对飞行员的影响，发现那些有小憩习惯的飞行员能够"维持稳定的表现"。研究表明，15～20分钟是最佳的小憩时长。如果小憩持续45分钟，甚至几个小时，就有问题了——你正在打乱自己的"睡眠—觉醒"昼夜节律，可能患有情绪障碍或睡眠障碍。

睡眠为何如此美妙

无论是白天短暂的小憩，还是夜晚蜷缩在被子下长时间的安稳睡眠，高质量的睡眠都会让人感觉良好。这背后的原理是什么呢？

一切都归结于本章的重点——大脑。我要在这里稍微讲点科学知识，因为我相信一旦大家了解了睡眠时大脑内部是如何运转，以及如何发挥关键作用的，就能顺理成章地更加重视自己的睡眠。每晚只睡5小时是远远不够的，正如我们不能将人类的孕期缩短到3个月，还指望能孕育出同样健康的婴儿一样，我们也无法通过每晚少于7小时（有时甚至是9小时，具体取决于个人需求）的睡眠，就过上安康如意的生活。

每晚睡上7~9小时对大脑至关重要。请将睡眠想象成一台终身质保的高级洗衣机，但它洗涤的并非脏衣物，而是整天堆积在你大脑中的垃圾和废弃物。与洗衣机的循环原理类似，睡眠周期能够：

- 清洁、恢复并修复大脑；
- 将当天的记忆、知识和所了解到的一切整合并归档；
- 清除毒素；
- 为第二天的工作做好身心准备；
- 其他更多有待挖掘的好处。

近期的研究发现，当我们睡觉时，大脑细胞会略微收缩，而这些神经元之间的空隙则会增大。睡觉时，神经元周围的脑脊液（cerebrospinal fluid，CSF）流速翻番（脑脊液基本上是大脑和脊髓终身沐浴并漂浮其中的液体）。当脑脊液快速流动时，其作用如同高压清洗机，能将整日辛勤工作所累积的毒素和废弃物冲刷掉。现在，想象一下，如果你的睡眠质量很差，该过程就无法达到最佳效果，势必会对健康产生负面影响。

有一种垃圾是名为"β-淀粉样蛋白"（beta-amyloid）的

代谢废物。没有人会希望β-淀粉样蛋白在自己的大脑中长期积压,确切地说,它是每天清晨都必须清除掉的垃圾。科研人员已通过小鼠和人类实验证实,睡眠不足会导致大脑中负责记忆的区域沉积更多的β-淀粉样蛋白。科学家通过重重调研,发现β-淀粉样蛋白的堆积与痴呆症等疾病的发病密切相关。这听起来显然大事不妙。

清洗的过程就是我所说的"洗脑"(从最积极的角度来理解这个词汇)。众所周知,当我们获得充足的高质量睡眠时,会感觉极度舒适。正如无法加速洗衣机的循环周期一样,我们也不能加速睡眠过程。因此,如果削减夜间的睡眠时间,就相当于失去了大脑功能恢复所必需的关键清洁周期。

一探沉睡时的大脑

你可以将大脑视作身体的睡眠控制中心。当人经历不同的睡眠阶段时,大脑的不同部位会被一一激活。图4.1是我几年前与一名学生共同创作的插图,展示了大脑不同部位和与睡眠有关的激素。

如果我们可以在睡眠时一窥自己的大脑,那么映入眼帘的一定是场美妙的交响乐。与其说是铜管乐、打击乐、弦乐和木管乐器的合奏,不如说这场交响乐是由褪黑素、腺苷和γ-氨基丁酸交汇的神奇乐章。你一定听说过褪黑素,现在让我们来认识一下其他成员吧。

随着夜幕降临,光线会逐渐变暗(假设我们已经保持了超过14小时的清醒状态),你的身体开始从松果体中自然分泌褪黑

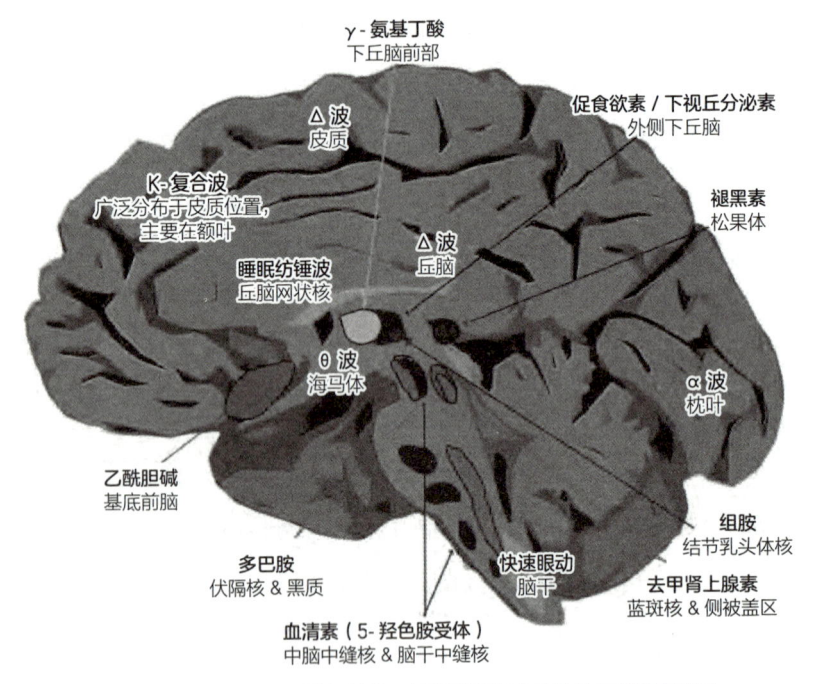

图 4.1 褪黑素、睡眠纺锤波等：近距离观察大脑的动态睡眠交响乐

注：本图由梅丽莎·范教授（Mellssa Phaw）、达琳·范教授（Darlene Phaw）和阿辛格（Abhinav Singh）绘制。

素。松果体位于大脑中央、左右脑的连接处。这会影响大脑的其他各个部位，从而激活睡眠激素的释放。人体中，几乎每个细胞都有一个对该信号做出反应的受体，而这一切都由褪黑素主导。

除了褪黑素，还有腺苷——在一天中消耗能量时会不断累积的化学物质。腺苷的积聚，能让人体获得越来越多的睡眠驱动力（又称恒定睡眠驱力）。肾上腺素、多巴胺、血清素——这些物质的分泌会被γ-氨基丁酸所抑制。γ-氨基丁酸也会带来汹涌困意，帮助我们进入睡眠状态。

我们还可以用飞行来类比这个过程。在这种情况下，褪黑素是一张登机牌，赋予你登机的资格；而腺苷则是安全带，为你8小时的航程保驾护航；下丘脑腹外侧视前区和γ-氨基丁酸乃助力飞机起航的喷气燃料。当所有部件齐心协力，为飞机起航而努力时，你的睡眠引擎便会启动，引领你飞向苍穹，前往令人心驰神往的美好梦乡。

咖啡因迷局

谁能拒绝在清晨或下午来上一杯热腾腾的咖啡呢？它是世界上最常用的合法兴奋剂。但值得一提的是，咖啡因与腺苷之间有着奇妙而有趣的联系。

当你在清醒并且消耗能量时，大脑会燃烧三磷酸腺苷（adenosine triphosphate，ATP）。ATP分子宛如一个个小小的能量包。用完这些能量包后，腺苷便会残留下来。它们有点像一个个空罐头，里面的东西都被你一饮而尽了。腺苷在白天积累得越多（想象你门廊上的空罐子堆得越来越多，宛如小山），你就会越感到疲劳、越想睡觉。而当你睡着后，这些罐子会统统被清理掉。走廊焕然一新，醒来后便能感到神清气爽（直到你在白天再次堆砌更多罐子，循环往复）。

当你感到疲倦，并摄取咖啡因时，腺苷并没有被清除掉。咖啡因是一种人造的腺苷受体拮抗剂，这意味着它的功能更像是在空罐子堆上盖上条毯子，让你眼不见心不烦（但废弃的罐子却岿然不动）。所以，你可能会在接下来的几小时感觉良好，但一旦咖啡因的作用消散（6小时后），效果便打了对折，你会感觉更糟。毯子被粗暴地拉走，地上一片狼藉，满目的腺苷罐子令人头疼。空落落的瓶瓶罐罐四处滚动，发出叮叮当当的撞击声，场面极其混乱（欢迎来到咖啡因大崩溃）。

摄取咖啡因的人虽然清醒，但头脑并不敏锐；眼睛是睁开的，但大脑却不是；只是在"假装清醒"——我们都有过这样的感觉，对不对？没有什么能像睡眠一样，让我们感到精神焕发，就算是咖啡因也做不到。现在，你应该能够理解个中奥妙了。

如果你早上醒来，不喝咖啡就会迷迷糊糊，就说明你在睡眠过程中没能清理掉所有腺苷废弃物。这是一个细微的暗示，表明你没有得到充分的睡眠，值得引起高度重视。

睡眠的阶段

睡眠由4个阶段组成：第一、第二、第三阶段以及快速眼动阶段。严格来说，其实有5个睡眠阶段，但第四阶段主要用于科学研究。因此，本书将第三和第四阶段合并为第三阶段，这也是临床上最常采用的表示方法。

💤 第一阶段

第一阶段不会持续很长时间——可以把它想象成飞机起飞前在跑道上滑行的短暂时间。此时，你开始昏昏欲睡，合上书本，调暗灯光，闭目养神。在第一阶段，你将体验轻度的非快速眼动睡眠，整个过程大约占据整晚的5%。这时，飞机刚刚离开地面。

当飞机升至3048米开始转向时，你将进入更深层次的睡眠状态。现在，我们正式进入第二阶段，这主要是傍晚的时段。以 θ 波为核心的脑波开始变缓，同步率升高。

💤 第二阶段

在第二阶段，睡眠纺锤波开始出现。这些是一种特殊的脑波模式，表现为小型的、短暂的快速波动。它们是由大脑中的丘脑区域产生的，在非快速眼动的睡眠阶段出现，且每次只持续短短的几秒。我们可以通过脑部扫描，明确地记录到这些脑波活动。目前，科研人员对于其功效作了一些总结。我们认为，这是一个抑制过程，能够阻断轻微的睡眠干扰。因此，如果某个不速之客在此时敲响了玄关的门扉，你的大脑就好像是戴了副耳罩，根本听不见吵闹的敲门声。总之，这是一种相关理论。

在这一阶段，我们也能观察到K-复合波（明确标志第二阶段快速眼动或非快速眼动睡眠的短暂大型波）。K-复合波的功能和起源与睡眠纺锤波相似，其作用是防止睡眠中的大脑被轻度干扰唤醒，从而促进睡眠的连续性。

💤 第三阶段

进入第三阶段后，飞机离目的地越来越近，脑波也会逐渐减缓，转化为 Δ 波——波纹大、缓慢，且同步。我们称这一阶段为"慢波"睡眠或"深度睡眠"。此时，你的肌肉完全放松，血压下降，大脑和体温逐渐降低，呼吸变得缓慢而有规律。这是肌肉得到修复、记忆得到巩固的阶段。大脑和身体中的"垃圾"被有效清除，身体会释放生长激素。在这个阶段产生的梦境将无法被记起。

在第三阶段，人会经历骨骼生长、细胞修复、肌肉生长、伤口愈合、免疫力增强，以及学习和理解能力都会得到有效提升；脑脊液将流动得更快，将所有有害物质冲刷殆尽。本阶段的睡眠可谓重中之重的高质量睡眠，着实不容错过。因此，每次缩短睡眠时间，会无可避免地错失这些至关重要的修复功能。第三阶段睡眠的主要部分发生在整个睡眠过程的前半段。请千万不要忘记，如果想要深度体验本阶段的睡眠，就必须先经历第一、第二这两个阶段。

本阶段的睡眠有多重要？最近，在《自然通信》（*Nature Communications*）上发表的一项研究指出，那些年龄在50～60岁、每晚睡眠少于6小时、长期睡眠不足的人群，患痴呆症的概率比拥有正常睡眠的人几乎要高出30%。其他研究也指向了类似的倾向，揭露了这个触目惊心的事实。我们不能确定中年时期的睡眠不足可以导致痴呆症，但可以肯定的是，这是一项我们不容忽视的潜在风险。

💤 快速眼动睡眠阶段

也许所有的睡眠阶段中最引人入胜,且最为神秘的便是快速眼动睡眠阶段。在这个阶段,梦境与睡眠互相交织在一起,织梦者的大脑扫描结果看起来与清醒时别无二致(这就是悖论所在)。当我们睡足8小时时,其中大约有2小时在快速眼动睡眠中度过(分为3~4个小部分,随着夜色渐浓而逐渐增长,其中最长的约为40分钟),这段时间主要集中在整个睡眠过程的后半部分。

人类为何会做梦?梦境揭示了什么?梦境这个话题永远让人如痴如醉,它孕育了无数文学经典,如《爱丽丝梦游仙境》(*Alice in Wonderland*),启发了像《盗梦空间》(*Inception*)这样的影视巨作,催生了很多的流行歌曲、民间传说、艺术和诗歌,甚至直接影响了乐队R.E.M.的命名(20世纪90年代初我的另一个最爱)。1953年,芝加哥大学的科研人员发现了快速眼动睡眠阶段。我在那里接受采访时,观察到墙上的快速眼动纪念牌分外引人注目。70年后的今天,依旧被诸多未解之谜所环绕。

当人们进入快速眼动睡眠阶段时,那些大而缓慢的Δ波会发生变化。它们突然变得更短、更小、更快,持续20~30分钟。人体进入一种短暂的瘫痪状态,肌肉张力为0。有趣的是,眼球会同时急速转动,这便是"快速眼动"概念的由来。人类在快速眼动期间做梦时,所消耗的能量几乎与清醒时相同。在睡眠航班行进到约1/3时,人体正处于快速眼动时段,体温也会降至最低点;与此形成鲜明对比的是,脉搏变得混乱且不规律;

大脑的氧气和葡萄糖消耗与清醒时持平。

转醒之际，我们常常能恍惚地回忆起快速眼动阶段时的梦境。然而，它们往往会随着我们的清醒，如迷雾般散去。近期的研究表明，人类的梦境与创造力和心理健康息息相关，还关乎积极和消极情绪的处理，除此之外，与记忆也有着密不可分的关系。研究已表明，缺乏快速眼动睡眠的人寿命更短。

虽然你可以在网络或书籍中寻找梦境的神奇之处，深究其意义或寻求"解梦大师"。但以我个人之见，这些诠释往往缺乏科学依据，更多的是主观臆断。我们都曾从梦中惊醒，那些梦境给我们留下了耐人寻味的未解之谜。或许梦境真的有某种深层的意义，又或许它们只不过是无足轻重的电脉冲。接下来，我们将不再深入探讨这个话题，而是着重深究一个同样令我着迷的、与大脑相关的睡眠主题：睡眠异态（parasomnias）。

当睡眠出了岔子

有时，当你睡着时，或在梦境与醒来交接的那一瞬间，会发生一点意外，这种情况被称为睡眠异态。据报道，早在20世纪30年代，法国科学家亨利·罗杰（Henri Roger）将para（希腊语中的"旁边"）和somnus（拉丁语中的"睡眠"）相结合，创造了parasomnie一词。该术语一直沿用至今。

睡眠异态的典型行为包括梦游、夜惊症、梦呓、睡眠麻痹症（又称鬼压床）、与睡眠相关的进食障碍、噩梦和快速眼动行为障碍。其中一些可能会发生在快速眼动睡眠期间,有些则仅发生在非快速眼动睡眠期间。睡眠异态通常会令患者(通常还有其配偶)感到惊恐;但更糟糕的是,有时它还预示着一种非常严重的、尚未被确诊的脑部病变。

我的一名患者路易斯在睡眠时出现了一些离奇的症状,所以专程来找我。他身体健康,是一名50多岁的棒球教练。但路易斯却时常在梦中演绎着棒球比赛——挥舞球棒、投球、播报比赛,宛如置身球场、亲历赛事一样。在睡梦中,他会在床上翻来覆去,一不小心就会滚到妻子身上或打到她。他甚至曾打倒过床头柜上的台灯等物件。有一次,路易斯在梦中用力过猛,从床上跌落,摔伤了膝盖。他在白天也感到非常疲惫,因为梦境中激烈的比赛消耗了他大量的精力。上床睡觉甚至变成了一件危机重重的未知事件。由于情况太过严峻,以致他已经和妻子分房睡了。

他在吸毒吗?他有脑瘤吗?他是不是癫痫发作了?路易斯的主治医生曾对此抱有疑问,但由于这种特殊情况仅在他的睡眠期间发生,所以医生建议路易斯来找我进行诊断。

我怀疑他患上了快速眼动期的睡眠异态。很快,这一猜测在实验室的睡眠研究中得到了证实。通常,在快速眼动睡眠期间,全身的肌肉都会处于瘫痪状态。所以,你可能梦见自己正在纵情跳跃,但现实世界里的身体并没有真正跳起来。这有点像在旧金山陡峭的街道上拉下手刹。如果在停车后拉下了手刹,车子就不会失控地滚下山坡。在快速眼动睡眠期间,身体也有一个为某些肌肉设置的"手刹"。它会悄然启动,为你在梦境中保驾护航。

我们都做过一些奇奇怪怪的梦，但没人会因此而受伤，对不对？

当路易斯的睡眠进行到快速眼动期间，我的团队观察到他手部和腿部的肌肉会不时抽搐，口中还念念有词。他没有像在家里那样"发作"，但我们仍然收集到了必要的信息，并得出了结论：在做梦时，理应发生的肌肉瘫痪并未发生——路易斯身体的"手刹"未曾起效。

快速眼动睡眠行为障碍需要通过药物治疗，因此我们给他开了低剂量的氯硝西泮（Clonazepam），即克洛诺平（Klonopin），这是常用于治疗焦虑症的药物。在短短的半周内，路易斯的发作次数明显减少了。此后，我们稍微调大了剂量，相关症状就完全消失了。路易斯的睡眠质量得到了极大的改善，重新跟妻子同床共枕。这似乎又是一个成功的案例。

不过，先别急着下结论。我们的确改善了他的睡眠状态，但像我这样的睡眠医师也深知，快速眼动行为障碍是帕金森病的一个重要前期症状。事实上，演员艾伦·阿尔达（Alan Alda）就是因此发现自己患有帕金森病的。2018年，他向哥伦比亚广播公司《晨间新闻》（*This Morning*）透露，在一场梦中，他向袭击者投掷了"一袋土豆"。但他在真实世界里，向妻子扔了一个枕头。他曾读到过一篇文章，文章中介绍了此类梦境与帕金森病的关联。这次的经历，加上这篇文章，让他急切地请医生为自己进行了一次扫描，最终确诊了帕金森病。

回到我的患者路易斯，我每年都会对他进行随访。路易斯继续服用低剂量的克洛诺平，并安然入睡。克洛诺平是地西泮（安定）的衍生药物，易形成药物依赖性，用于睡眠异态的治疗。如果投放的剂量很小，一般不会产生耐受性，也不需要增加剂量。

7年后，路易斯再度进行年度复诊时，我得知他已经开始表现出了帕金森病的征兆。我多么希望这种情况不会发生，但快速眼动行为障碍与帕金森病之间的关联是不容忽视的。根据2015年的一项研究，30%这种特定睡眠异态的患者，在3年内会发展为帕金森病、痴呆症，或类似的神经退行性疾病。该比例在7年半内将攀升到66%。

困倦与疲惫：两者大有不同

人们经常将"困倦"和"疲惫"这两个词混用。但像我这样对睡眠无比执着的人知道，两者截然不同。

疲惫：缺乏能量，感到过度消耗、精疲力竭，即使休息也无法缓解。

困倦：感到昏昏欲睡，经常打哈欠，总是想睡觉。

正如饥饿和口渴是不同的，困倦和疲乏亦如是。它们可以同时出现，但两者依然大相径庭。如果口渴，你需要喝水；如果饥饿，你需要食物；如果疲惫，你需要积攒能量；如果困倦，你需要睡眠。

使人感到疲惫的原因有很多：压力、饮食不当、甲状腺疾病、药物副作用、过度疲劳。但让人感到困倦的原因很简单：你只是缺乏睡眠，需要睡上一觉。日常生活

第二部分　处方：睡眠是最好的药

中，我们可以通过适当的睡眠来区分两者，然后看看剩下的感觉是什么。或许，多关注一下自己的困意，生活就能得到莫大的改善。

在美国的文化中，小睡常常被看不起，因此我经常看见躲在疲惫面具之后的人，但实际上他们只是困了。在人类社会中，疲惫仿佛是荣耀的勋章："哇，难怪她那么累，她每周要工作80小时呢"；然而，困倦就是另一个概念了："瞧瞧那家伙，懒鬼一个"。人们早已习惯了对旁人妄下定论。我对人类文化中一场真正的睡眠革命翘首以盼，希望我们都能欣然接纳睡眠，并予以重视，而不要让睡眠像硅谷"小憩舱"一样昙花一现。当所有人都能重视每晚8小时的睡眠，并在白天抽一点点时间为自己充电时，人类这个整体将受益匪浅。

有趣的是，我经常看到孩子们的睡眠需求超过了成年人。我敢说，在确诊注意力缺陷多动障碍的孩子中，大约有1/3的孩子在很大程度上为慢性睡眠不足或隐性睡眠障碍所困。药物能改善他们的情况，比如，在很多情况下，兴奋剂可以治疗他们的嗜睡感。但即便服药，他们的睡眠障碍并未得到根本的解决。因此，当你治好这些孩子们的慢性睡眠不足或隐性睡眠障碍时，他们的很多行为问题就会迎刃而解。

所以，今天也别忘了问问自己是感到疲惫还是困倦（抑或两者兼备）。

🗆 原发性与继发性睡眠异态

在路易斯的病例中,快速眼动行为障碍是唯一存在的睡眠障碍。但有时,快速眼动行为障碍可能会伴随其他病症出现。在这种情况下,我们称其为继发性睡眠异态,需要采取不同的治疗方法。

第一次遇到我的患者塔里克时,他的病历令人记忆犹新。我永远不会忘记,当他来看诊时,他在埃普沃斯(Epworth)嗜睡量表的得分是惊人的满分24分,简直闻所未闻!有些读者可能还不了解这份量表,24分对受试者而言,可谓最糟糕的分数。在这份问卷中,我们要求患者评估在白天的不同场景下入睡的可能性,如读书、看电视或午饭后安静地坐在桌前时。塔里克整日倍感疲惫,困乏难耐,对全部8个问题都打出了3分!他的疲乏和困倦简直到了难以言喻的地步!

塔里克是一名50出头的男性,患有严重的阻塞性睡眠呼吸暂停综合征,甚至不能忍受夜间的CPAP治疗。来找我时,他已经整整4年没有使用过CPAP呼吸机了。出现在我面前的他极度困乏,处于一种高危的昏昏欲睡状态,异常痛苦。他甚至经常在我们的诊疗过程中睡着。这时,塔里克的妻子往往会替他说几句话——他真就那么困!

睡眠呼吸暂停综合征已经够棘手了,雪上加霜的是,这些年来,他又开始经历不计其数的梦境再演,而且症状日益加重。他晚上会大声说话,从床上跌落,每晚至少醒来3次。有一次在睡梦中，他一拳打在了床头板上方的墙壁上，甚至打出了个坑。还有一次，他从床上摔倒在地，脑袋撞到了床头柜上，缝了好几针。塔里克的妻子告诉我，丈夫把床推到贴墙的位置，这样似乎能多一丝安全感。

他日复一日地承受着睡眠呼吸暂停综合征和由睡眠异态导致的碎片化睡眠带来的痛苦。我不断思索，哪个才是主要的病症呢？我迫切地需要一些新的数据。

我们对塔里克进行了睡眠研究，结果令人大吃一惊。他的睡眠呼吸暂停综合征非常严重，每小时居然会出现99次呼吸暂停（正常值是5次，严重值是30次）。他还表现出与快速眼动行为障碍一致的异常肢体动作。我们嘱咐他带着CPAP呼吸机回家使用，但他尽了全力后，还是无法适应。

形势刻不容缓，我们必须采取行动。我的想法是，塔里克的睡眠异态很可能是由睡眠呼吸暂停综合征引发的次要问题。如果我们能成功治疗他的睡眠呼吸暂停综合征，也许睡眠异态的症状就会随之消失。无论如何，他必须找到一把钥匙，帮助他启动那台让自己感到恐惧的CPAP呼吸机。

因此，我并未对塔里克采取药物治疗，而是进行了一种叫"脱敏疗法"的行为疗法。该疗法通常用来治疗各种恐惧症。脱敏，意味着如果一个人害怕蜘蛛，可以让他习惯凝视蜘蛛的照片、带他去蜘蛛养殖场，最终让他亲手抓住一只蜘蛛，来克服他对蜘蛛的恐惧。对于塔里克来说，CPAP呼吸机就是他的心魔"蜘蛛"。

塔里克已经对CPAP产生了强烈的反感，所以我建议慢慢让他重新接触CPAP呼吸机。在过于严峻的情况下，医生和患者都要有更充足的耐心。一开始，我只让他每天看一看这台机器，不必触摸或佩戴，就只是字面意义上的"看"。当塔里克顺利完成了该步骤后，我又请他每天手持CPAP机，待上几分钟，此时依然不必戴上它。我希望塔里克能习惯这种感觉，不要对器械感到过度畏惧。

随着时间的推移，当塔里克似乎已经做好准备时，我又请他每天用CPAP轻轻触碰几次自己的面部。最终，我们让他在短暂的小憩时间佩戴了一小会儿，并慢慢调节压力。在这个时间点，我建议他修剪胡须，因为一旦面部毛发过于旺盛，就容易产生渗漏。塔里克修剪了胡须，然后他逐渐适应了CPAP呼吸机。我们又对机械的压力和呼气舒缓设置进行了细微的调整，以使其达到与使用者的最佳适配状态。

在距首次睡眠检测的4个月后，塔里克再次来到我的诊所。那一天，我们共同见证了奇迹。已经能够在夜晚正常佩戴CPAP呼吸机的塔里克，在埃普沃斯嗜睡量表上的分数从24分降至了13分（低于10是正常值）。他的睡眠质量肉眼可见地大大提高了，睡眠异态症也得到了改善。塔里克克服了对CPAP的恐惧，甚至在整个会诊过程中始终保持着清醒！他的血压也得到了巨大改善，心情也非常愉快，甚至已经能够减少抗焦虑药物的剂量了。

> **深呼吸……**
>
> CPAP就像一双新鞋。开箱的第一次试穿难免有些别扭，甚至硌脚。佩戴者需要逐渐适应它。或者，想象一下自己身处以64千米/小时的速度行驶的汽车内，将头伸出车窗的感受。呼啸而凛冽的狂风一定会很猛烈地吹到你的脸上。使用CPAP呼吸机，只需要记住保持冷静，随着机器进行缓慢地呼吸，不要因为迎面而来的空气而惊慌失措。我的大多数患者发现，只需要一点"维生素P"（耐心），就可以很好地适应它。

我最后一次见到塔里克是在2021年，他的状况非常好，每晚的呼吸暂停次数从99次减少至不到15次。我们认为这是一次巨大的成功，虽然还不够完美。这个男人很喜欢自己的胡须，他决定把胡子留回去，即便这意味着CPAP可能会出现少许漏气。我可以接受这一要求，因为此处不必追求尽善尽美。重要的是，他的生活得到了切实的改善。

我将继续监测塔里克的睡眠状况，并观察他是否出现帕金森病的迹象。但由于他的快速眼动行为障碍很可能是次要病症，而非主要睡眠异态，所以我对他并不像对路易斯那样担心。科学技术仍在飞速发展，但我希望自己的患者不会发展为帕金森病。

> **睡眠异态**
>
> **非快速眼动期间：**
>
> - 梦游；
> - 夜惊症（睡惊症）：最常见于4～12岁的儿童；
> - 与睡眠相关的进食障碍；
> - 磨牙（磨牙症）。
>
> **快速眼动期间：**
>
> - 噩梦；
> - 睡眠麻痹症；
> - 快速眼动行为障碍。

新范式：过去 VS 现在

自20世纪以来，人们对于睡眠的认知发生了天翻地覆的变化。曾几何时，人们普遍认为睡眠时，身体和大脑会完全关闭。老式的观念认为，一旦进入睡眠，人的大脑和身体就会彻底锁定、关闭全部功能，整夜处于停机状态。

如今，我们对此有了更深入的了解。科学研究证明，在夜晚，超过25%的脑波活动高度活跃。这不仅仅是由梦境造成的，还因为睡眠时，人的脑脊液以比清醒时快两倍的速度，高速冲刷和清洁着脑细胞。睡眠是人的身体进行清洁、恢复、修复和再生的宝贵时光，是一个以修复为目的、兼具缓慢与快速活动的和谐循环。在此期间，身体会释放生长激素，免疫系统得到增强，血糖处于平衡状态。由于胰岛素的分泌受到抑制，因此人在夜间睡眠时不会感到饥饿；同时，由于抗利尿激素的释放，所以夜间不需要频繁起夜。所有这些（以及更多）过程都在夜晚同步进行，如此一来，你的身体便能集中精力进行当下最迫切的修复。实际上，这项保养程序至关重要，以至于身体会在整个生命过程中，将睡眠放在优先位置。

然而，当我们提及"健康"时，有多少人能考虑到这一点呢？结果不尽如人意。世界卫生组织（World Health Organization，WHO）定义的健康不仅是没有疾病，还包括身体、精神和社会福祉的全面体现。这无疑是个深刻的定义，但我觉得还可以更进一步。我主张在健康的定义中加入"睡眠健康"。毕竟，最佳睡眠能带来真正的愉悦。

闭目静息并不等同于高质量的睡眠，也不意味着你达到了幸福的巅峰状态。同样，仅仅依赖营养平衡与锻炼，也难以确保全面的健康——优质的睡眠是每日和每夜健康生活中不可或缺的部分。但在真正评价或解决问题前，我们首先要认识它，然后给予足够的关注。期望这本书能为每位读者指明方向，帮助大家迈出这至关重要的一步。

如今，睡眠医学的地位日益凸显。美国睡眠医学学会的政治行动委员会（Political Action Committee，PAC）正努力提高公众对睡眠障碍的认知，加大对睡眠科学研究的资金投入，并倡导与公共健康息息相关的睡眠政策。当我们展望未来，畅想下一个世纪的可能性时，着实令人血脉偾张、摩拳擦掌。那么，还要过多久，我们才能真正认识到睡眠的价值呢？这会成为现代健康科学的"灵光一现"吗？

第5章　49条通往幸福的大道

> 睡眠就像一个装满了全天然快乐果汁的玻璃瓶，里面的果汁甚至还是零卡的。你想喝多少呢？
> ——睡眠卫士

在美美地睡了一晚之后，谁会认为自己感觉更差了呢？那美好的感觉正如饮罢甘洌的清泉，或目睹了震撼的落日一般。但遗憾的是，仍有很多人没有体验到睡眠带来的幸福感——夜复一夜，年复一年。

科学家尝试对生活满意度进行量化，来研究睡眠与幸福之间微妙的关联。他们发现，那些幸福感更强的人往往睡得更香。不过，这样的调查有其局限性——人们对幸福的定义是否一致？幸福感更强的人睡得更好，是不是因为他们本来就很幸福？还是因为良好的睡眠给他们带来了更多的幸福感？

迄今为止，我有幸帮助了7000余名患者改善睡眠，也亲身体验到了睡眠的魔力。或许，我们并不需要纠结这个"先有鸡还是先有蛋"的问题。我认为两者兼具——你可以既有鸡又有蛋：睡眠使人幸福，幸福助人入眠！

很荣幸，也很高兴能为大家编写以下列表。睡眠予以人类的丰厚馈赠令人目不暇接。因为幸福的反义词是不幸（就像"睡梦"的反义词是"失眠"），我在本章的末尾也提供了一些"不怎么幸福"的内容——关于"失眠"的要点。失眠症是一种疾病，当生活压力过大或处于情绪低谷时，容易出现这种障碍。

综上所述，以下便是49（没错，整整49）条引领您进入美好睡眠的大道。

睡眠铸造强健体魄

①**精力更加充沛**：如第4章所述，当人获得最佳"质"与"量"的睡眠时，身体会进入修复状态，并有效清除因能量消耗而在大脑中沉积的代谢废物。8小时的深度睡眠犹如给身体做了一场"高压清洗"，清除了所有杂质，让身体得到了妥善的休息。它能让人在醒来时容光焕发，仿佛为身体充满了电一般，充满活力地迎接新的一天——无论是在会议中保持高度敏锐，还是在忙碌的工作后辅导孩子完成作业（比如我家那个很有主意的10岁孩子）。

②**延缓衰老过程**：2015年，加州大学洛杉矶分校的科研人员发现，仅仅一晚的睡眠不足就与成年人的DNA损伤和生物体老化密切相关。2021年，加州大学洛杉矶分校在另一项研究中，针对产后6个月的新手妈妈进行了调查。结果显示，每晚睡眠不足7小时的妈妈们比睡眠充足的妈妈们老得更快，差距可达3~7年。

③**提升疼痛耐受力**：2019年发表在《神经科学杂志》

（*Journal of Neuroscience*）上的一项研究指出，缺乏睡眠会放大疼痛的体验。2015年的另一项研究则发现，失眠患者对疼痛的忍受力低于那些睡眠质量好的人。研究还表明，睡眠碎片化与纤维肌痛患者的疼痛加剧有关。与许多受睡眠影响的身体系统一样，它们彼此是一种相互作用的关系。疼痛加剧意味着睡眠减少，由此形成了一种恶性循环——睡眠不足 = 疼痛 = 更难入睡……

④减少药物依赖：我在患者身上一次又一次地见证了这一点！一旦成功地修复了患者的睡眠，他们往往能停用安眠药、减少服用抗抑郁药，有时甚至能减少心脏类药物或降压药的用量。

⑤缓解头痛：没有人喜欢头痛，无论是轻微的紧张性头痛，抑或令人难以消受的偏头痛。失眠等睡眠问题会引发头痛。2021年发表在《神经病学》（*Neurology*）杂志上的一项研究发现，偏头痛患者的快速眼动睡眠时间较短。此外，正如《国际头痛疾病分类》（*International Classification of Headache Disorders*, ICHD-3）标准所指出的，常见的睡眠障碍——阻塞性睡眠呼吸暂停综合征（常常没有被诊断出来）很容易加剧头痛症状，尤其是晨起头痛。

⑥降低患糖尿病的风险：研究表明，睡眠不足会增加健康个体罹患糖尿病的风险。即便仅一夜的睡眠不足，也会诱发体内的胰岛素抵抗。这个真相听起来不像糖那么甜蜜，对吧？

⑦缓解背部疼痛：背痛会严重影响夜间的理想睡眠，同时睡眠不足也会加重背痛的症状。每天坚定地捍卫睡眠（经历我在第4章谈到的完整睡眠周期），将令身体得到恰到好处的休

息，给自己提供治疗背痛的良机。请确保你的枕头和床垫足够舒适，且有足够的支撑力。

⑧ **健康的秀发**：不同的激素如人体生长激素，会影响头发的生长。早期研究表明，褪黑激素也可能起到一定的作用。良好的睡眠能有效维持这些激素的平衡。已有研究证实，睡眠呼吸暂停综合征与男性秃顶、头发稀疏相关。此外，睡眠不足还会导致压力增大，导致早生华发或脱发。

⑨ **肌肉修复**：马拉松运动员都深谙这一点：每晚8小时以上的充足睡眠，对肌肉修复来说至关重要。研究表明，高质量的睡眠有助于在深层睡眠状态下缓解身体酸痛，治愈受伤的肌肉。如果你经常削减最后两小时的睡眠时间，那无异于错失了睡眠完整的修复功效。

⑩ **更强壮的心脏**：人的心脏也是一块肌肉，所以要通过充足的睡眠来好好关爱它。睡眠不足可能会引发一系列心脏问题，包括高血压、心力衰竭、心律失常和动脉粥样硬化（动脉中斑块堆积，导致血液循环不畅）。2019年的一项研究发现，每晚睡眠不足6小时的人，其心脏病发作的风险增加了20%。如果你的心血管已经出现问题，就更要好好保护心脏，这也意味着要坚定地捍卫自己的睡眠。每年春季日光节约时间①开始后的星期一，我们都要早起1小时，因此这段时期突发心脏病的人数会明显增加，

---

① 译者注：日光节约时间（daylight saving time），中文里也称之为"夏令时"，自每年3月的第二周开始，在11月的第一周周日结束。欧洲"夏令时"是为了利用季节性的日光，而在春季开始提前1小时的作息方法。

这也在情理之中。此外，未得到有效治疗的睡眠呼吸暂停综合征患者在午夜到清晨6点这段时间，更易心脏病发作。

肥胖与睡眠不足的关系：超乎想象的严峻事实

肥胖显然是个棘手的问题，我们必须正视食欲与睡眠紊乱之间的密切联系。科学研究表明，睡眠不足会使人感到饥饿，难以自律。身心疲惫的艰难时刻，人们自然不会想要一盘羽衣甘蓝沙拉，而是会想索取一些高热量的安慰性食物，如诱人的甜甜圈、炸薯条和巧克力棒。

这在现实世界中又是如何体现的呢？健康的睡眠真的会对你的腰围产生强大的影响吗？

答案是肯定的。过去10年的众多研究都为此提供了有力证据。2022年2月，芝加哥大学和威斯康星大学麦迪逊分校的一项最新研究发现，每晚延长1.2小时睡眠时间（目标是在床上睡足8.5小时）的受试者，平均每天减少了1130.18焦耳的摄取。持续保持这种健康的睡眠习惯，相当于他们会在3年内累计减重26磅（11.8千克）。

所以，结论是什么？如果减肥对你来说非常重要，就必须保证良好的睡眠——充足的睡眠时间和优质的睡眠都要成为减肥计划中不可分割的部分。俗话说，"睡着睡着就输了"，然而神奇的是，在真实的世界里，睡着睡着就瘦了！

⑪ **有效控制体重**：睡眠不足会增强人们对食物的渴望，尤其是零食，以补充更多的能量来支持一天的活动。这要归功于胃促生长素，当睡眠不足时，该激素的水平会升高。胃促生长素会令人感到饥饿，就连它的名字听起来都像饿得咕咕叫的肚子！此外，当你感到疲惫时，也会丧失锻炼的意志力和精力。运动不足，外加在下午3点加餐的甜甜圈会带来什么？赘肉。研究还显示，每晚睡眠不足5小时的人患肥胖症的风险更高，肥胖还会增加罹患癌症的风险。而睡眠，则是保持健康体重的重要秘诀。

⑫ **减少哮喘发作**：2020年的一项研究发现，不管成年哮喘患者每晚的睡眠是过少（5小时或以下），还是过多（9小时以上），哮喘发作的概率都会增加，甚至要留院观察。值得注意的是，每晚需要9小时或更多睡眠时间的表现，可能是某种潜在疾病或睡眠障碍的征兆。

⑬ **提升运动表现**：无论你喜欢在周末打高尔夫、游泳、山地骑行，还是在篮球场上恣意投篮，恰到好处的睡眠都能帮助你发挥出最高水平。正如第3章所讲述，睡眠充足的运动员在运动表现上会有显著提升。2011年，斯坦福大学的一项研究发现，每晚睡足10小时的篮球运动员的罚球命中率提高了9%，冲刺速度也更快。好消息是，你不必成为职业运动员，也可以体验到睡眠对身体的益处。

⑭ **反应更敏捷**：仅仅一晚的睡眠不足都会影响我们的反应速度，使我们的行动变得迟缓。睡眠不足的人也得竭尽全力迎

接每一天：做出艰难的决定，与他人互动，有时甚至还要拖着困顿的身体操纵危险的机器，这对个体乃至整个社会都会产生深远的影响。为了确保反应能力时刻处于最佳状态，请务必重视睡眠。

⑮ **增强平衡能力**：睡眠不足时，人会像喝醉酒一样失去平衡，跌跌撞撞；不仅无法维持重心、保持稳定，甚至更容易因绊倒或跌落而受伤。这对于老年人更加危险。如果他们睡眠不好，醒来时失去平衡，将更有可能发生危险，可能会遭遇骨折甚至致命的摔伤。

⑯ **不易受伤**：睡眠除了能助人维持平衡、谨防跌倒，还有其他的作用。其实，无论是在运动过程中还是身处职场，睡眠不足更容易导致受伤。2022年，瑞典进行了一项长达20年的研究。研究结果显示，患有睡眠问题的工人死于工伤的概率会翻番。这也是睡眠至关重要的原因之一。

⑰ **增强免疫力**：睡眠能大大增强人体的防御能力。研究表明，当我们每晚睡眠时长超过7小时，免疫系统会通过分泌产生更多T细胞所需的成分（如整合素），来有效识别、定位并抵御感染，达到提高免疫力的效果。而当人失眠时，该功能会大大减弱。免疫系统受损使人更容易生病和感染病原体。因此，当你尽可能地获得最佳睡眠时，就会收获强大的免疫力。这在新冠肺炎疫情期间显得尤为关键。

⑱ **助力疫苗成效**：既然谈到了免疫力，就不得不提到疫苗。研究已经显示，疫苗对于那些有规律且充分睡眠的人来

说，效果更佳。一项2020年发表在《国际行为医学杂志》上的研究指出："较短的睡眠时间……与接种流感疫苗后抗体数量较少相关。"在新型冠状病毒肆虐全球的大环境下，确保接种疫苗前后保持充足而良好的睡眠，将是维护免疫系统高效运转的关键要素。

⑲**降低患癌风险**：尽管还没有确切的因果证据，但越来越多的研究开始将癌症发生的风险与长期夜班工作关联起来（因为夜班工作者往往会经历睡眠失调）。而另一篇（截至本书印刷时）尚未正式发表的期刊综述则指出，患有阻塞性睡眠呼吸暂停综合征和低氧血症（由夜间呼吸暂停导致的血液氧合不足）的受试者，患癌风险更高。我们知道，基因在人睡眠时会进行关键的修复，而低质量的睡眠可能导致DNA受损。褪黑素既是肿瘤的对抗因子，又是DNA的保护者。初步的小规模研究显示，缺乏睡眠会抑制褪黑素的分泌。尽管科研人员尚未弄清个中的关键机制，但尊重和珍视睡眠，无疑是每个人能为自己降低患癌风险所付出的一大努力。

睡眠浇灌幸福意识

⑳**更好地驾驭情绪**：情绪失控非常普遍，会发生在我们每个人身上。然而，睡眠状态良好的人受到不良情绪的触动更少，也能更得心应手地控制情绪。这是一种现已得到科学论证的情绪超能力：2015年，发表在《神经科学杂志》上的一项研究发现，缺乏睡眠且快速眼动睡眠减少的受试者，对情绪的认

知控制明显下降。2021年发表在《行为睡眠医学》上的一项研究则指出,缺乏快速眼动睡眠的受试者,更容易对负面图片产生厌恶反应。如果你珍惜每晚的睡眠,就能以更好的状态去化解、整理和放下生活中那些不愉快的经历,如与老板的争执。还记得小时候遇到不顺心的事时,奶奶会劝你:"睡一觉就好了。"这可是当之无愧的至理名言!

㉑ **更好的情绪复原能力**:情绪复原能力是指人在面对意外压力情境时的反应能力,以及应对生活起伏的能力。缺乏睡眠时,人的情绪会变差,思维愈发消极,感觉比平时更加孤立无援,容易被一点小事激发出负面情绪,更难记住那些能帮助自己有效解决问题的重要信息。包括上述因素在内的诸多因素都会影响你的情绪复原能力。而一个人的睡眠越规律,情绪复原能力则越强,人就能越健康。

㉒ **铸就积极的人生观**:面对半杯水,你会觉得它是半满还是半空呢?这可能取决于你的睡眠模式。2019年,伊利诺伊大学厄巴纳—香槟分校以5年为时间间隔,对同一批受试者进行了两次调研,发现乐观主义者往往比悲观主义者每晚睡眠时间更长(每晚6~9小时),睡眠质量也更高。他们的橙汁瓶里装满了"乐观果汁"。

㉓ **降低抑郁风险**:当考虑睡眠如何影响心理健康和情绪时,这则调研结果恐怕不会让人意外:研究显示,长时间的睡眠不足增加了抑郁的风险。冬季,睡眠不足的人更易感到忧郁。尽管抑郁可能导致睡眠问题,但失眠也被广泛认为是患抑

郁症的一大风险因素。心理健康之所以如此重要，是因为心理问题会导致其他更危险的问题，它们不是孤立存在的。情绪障碍和睡眠障碍是一对好伙伴，两者总是如影随形。

㉔**减少焦虑**：快速眼动睡眠的时长会影响人的焦虑感。加州大学伯克利分校的研究表明，哪怕只是熬一夜，焦虑感也会上升近30%。失眠时，人易感焦虑；反之，焦虑性障碍也可能引发严重的睡眠问题，如失眠和噩梦频发。

㉕**提升吸引力**：你曾经在经历14小时的长途飞行后，照过镜子吗？现在，想象一下自己连续几个月睡眠不足会是什么样子。本书已经从方方面面深入探讨了睡眠对认知、情绪以及身体的重要性。"睡个美容觉"这句老话名副其实。睡眠有助于修复细胞、减轻炎症、促进血液循环、帮助人体释放生长素，这些都令人受益匪浅。相反，睡眠不足可能会加速衰老进程，这意味着皱纹增多、头发稀疏、双眼患者浮肿、黑眼圈频发，甚至会出现更糟的情况。无论你处于人生的哪个阶段或哪个年龄段，睡眠都能助你展现出最好、最魅力四射、最整装待发以及最容光焕发的自己。最佳睡眠正可谓美容觉！

㉖**增强学习能力**：无论是学习新语言、新歌曲，还是掌握高尔夫挥杆这项基本技术，睡眠（特别是深入梦境的睡眠）有助于大脑整合并存储新的信息。数据显示，睡眠不足会使学习能力下降40%。当努力获得应有的回报，在自己热衷的领域运用自如、大放异彩时，这种感觉都会令人身心舒畅——无论是在高尔夫球场上展现高超的技艺，还是用吉他弹奏复杂的编曲。

在20世纪90年代末，Y_2K[①]千禧危机近在眼前，而那时我还在医院学习。当时，我正热衷于练习弹奏枪炮与玫瑰乐队（Guns N'Roses）的《不要哭泣》(*Don't Cry*) 前奏旋律。每个寒假的夜晚，我都会在宁静月光的陪伴下，弹奏此乐曲，直至入梦。你猜怎么着？我很快便对这首曲子融会贯通了。时至今日，我仍然酷爱为自己10岁的孩子演奏这首曲子。

㉗**展现最佳自我**：如果一个人总是睡不好，那么他就会变得暴躁、易怒。谁会愿意成为这样的人呢？但如果睡眠充足，你就会发现自己更容易以最佳的状态去面对生活：神清气爽、充满耐心、敏锐过人、无比放松、满怀乐观。

睡眠缔造美好时光

㉘**醒来时更快乐**：有了充足的8小时睡眠，你还需要连续5次——断断续续地按下闹钟的"稍后提示"键吗？新的一天才刚刚开始，你是否仍然感觉筋疲力尽？你是否穿着拖鞋，一边拖着沉重的脚步，一边昏昏欲睡地走向咖啡机，感叹没有咖啡怎么面对今天的工作？不，不该如此。我们都知道睡个好觉令人神清气爽，但是，必须确保每晚都有深度且完整的睡眠。好好捍卫自己的睡眠吧！相信我，这种回报比你想象中的来得更快、更直接。

㉙**晨起更轻松**：怎样的早晨更顺利、更游刃有余？是那种只睡了4小时的清晨，还是享受了8小时深度睡眠的清晨？答案

[①] Y_2K是"Year 2 kilo"的缩写，即2000年，代表意义由此有时也引申为Year 2000 Problem，即千禧危机、千年虫、千年问题。

不言而喻。最佳睡眠是美好一天的完美起点。虽然充足的睡眠也不能规避生活中的所有挑战，但是睡眠至少能赋予你更多的精力，来坦然面对生活中的一切。

㉚**更安全地驾驶**：车祸，或是在事故边缘游走，都可能瞬间摧毁美好的一天。睡眠充足时，你的反应更为迅速，注意力也更集中；反之，当睡眠不足时，形势就有些不妙了。众所周知，疲劳驾驶和困乏驾驶都会增加发生事故的风险。而如果你在极度疲劳和困乏时开车，甚至可能会引发致命事故。

㉛**提升职业满意度**：面对现实、热爱自己的工作，是在日常生活中获得幸福感的一大要诀，充足的睡眠正是获得这种幸福感的关键。2015年，斯德哥尔摩大学的一项研究发现，睡眠质量不佳会让员工对工作更加消极、压力倍增，更容易感到不堪重负。众所周知，睡眠不足会对认知表现造成损害。因此，如果你真想给上级留下深刻的印象，就必须理解良好的睡眠与拼尽全力的表现同等重要。

㉜**获得更高收入**：你想过通过优质睡眠提高收入吗？这绝不是无稽之谈，而是一个不容忽视的有趣关联。根据2015年加州大学圣地亚哥分校的一项研究，每晚延长1小时的深度睡眠，从长期来看，可能会带来接近5%的工资增长。美国疾病控制与预防中心在另一项研究中发现，富人比生活在贫困线以下的人睡得更多。

㉝**降低缺勤率**：更好的睡眠意味着更强的免疫系统，能够有效抵御头痛、感冒和其他疾病。这对工作的好处体现在你不需要请病假，可以避免请病假对你的工作效率和压力水平

造成的负面影响。2017年，睡眠健康基金会的一项研究得出了类似的结论：患有失眠等睡眠问题的人更容易请病假。另外，还有一个被日益关注，但较难衡量的术语是"假性出勤"（presenteeism），指人到了职场，但工作表现不理想的情况。这种现象很可能与睡眠不足有关，会令企业蒙受更大的损失。

㉞**增强领导能力**：每晚规律的7~8小时的睡眠，对身体、情绪和认知都有莫大的裨益，甚至可以将你塑造成一名卓越的领导者——无论是在家庭、学校、体育场、会议室，还是其他地方。

㉟**不易犯错**：研究表明，睡眠不足容易导致更多的失误，你也不能幸免。如果能记住重要的细节，或在执行任务时有效集中注意力，日常生活便会更加顺遂。

㊱**缓解时差反应**：时差引起的各种反应总是让人难受。但作为一名睡眠医生，我知道，如果在旅行前就已经缺乏睡眠了，那么快速跨越时区而导致的时差反应会令人更痛苦。虽然每个人完全适应新时差都需要几天的时间，但预先补足睡眠会帮助你快速达到理想状态、适应新的时差。我忘不了在巴黎错过的那份令人垂涎的羊角面包——早餐在上午10点停止供应，但由于我没能及时调整时差，那顿美味的早餐将永远成为遗憾。

㊲**获得更好的睡眠**：当你睡得更好时……你之后就会睡得更好。牢记这个法则：高质量的睡眠会带来更多的高质量睡眠！而不良的睡眠模式会引发更糟的睡眠模式。如果你明晚想睡个好觉，今晚就得好好休息，然后重复这个良性循环。当你每晚都能实现最佳的睡眠状态时，就相当于为明天以及明天后的每一个明天，奠定了

良好的睡眠基础。

睡眠助力和谐关系

㊳**更善于交际**：科学表明，睡眠不足往往会让你与这个世界渐行渐远。2017年，瑞典的一项研究发现，与经过一夜充分休息后拍摄的照片相比，受试者在睡眠不足情况下拍摄的照片在陌生人眼中显得更难接近，也更缺乏吸引力。而2018年，加州大学伯克利分校的研究也发现，失眠会让人普遍不善交际，孤独感与被排斥感也会随之而来。

㊴**更健康的沟通**：当你得到充分休息时，就能深思熟虑，较少地展现出攻击性和愤怒，减少挫败感，变得更有耐心。正如第20则所述，能够"更好地调节情绪"。这样做的好处是什么？你更有可能与朋友、家人和同事进行良好的沟通——哪怕是那个和你提前约好，但仍让你苦苦等待了45分钟的车辆管理局员工。

㊵**增强同理心**：同理心是人类社会关系的重要基石，是与人产生联系、理解他人感受，并予以恰当回应的能力及愿望。想象一下，如果这种能力被削弱会有怎样的影响。不幸的是，这正是睡眠不足所产生的后果之一：大量研究表明，睡眠不足会削弱对人产生同理心的情绪能力，从而破坏人与人之间的和谐关系，可能会导致严峻而深远的后果。

㊶**更牢固的友谊**：对周围的世界持有开放和感同身受的态度，会自然而然地影响你的人际关系，增强你结交朋友和维持友情的能力。相反，睡眠不足会导致负面情绪，会对人际关系造成不良

影响。想必那些筋疲力尽、争吵不休的情侣对此都会有所共鸣。

㊷**更美好的婚姻**：当你每天都为良好的睡眠投资时，就会更善于以得当的方式处理冲突。你会对伴侣更加耐心；你们在一起时更易产生正能量的共鸣，更有可能共同实现健身和减肥的目标；你们会更在意彼此的感受、需求和顾虑。你们将永远不会看到另一个世界中截然相反的状况：一对长期缺乏睡眠的夫妇是多么地难以维持家中的和谐。从此刻起，一起养成良好的睡眠习惯吧！它将帮助你们建立一段稳固而健康的婚姻关系，并希望维持终生。

健康的睡眠：维持美好婚姻的一剂良药

我的一位患者是一位忙碌的钢琴老师。他有四个活泼好动的孩子，来找我问诊时，他自诉抑郁、疲劳、打鼾。作为"睡眠分居"的受害者，他已经好几个月都没有和妻子同床共枕了。他将这一切都归咎于自己的工作狂属性以及育儿的压力，但我以为不然。

果不其然，睡眠检查发现他1小时出现了93次呼吸暂停——这是严重的睡眠呼吸暂停综合征。我给他配备了CPAP呼吸机，并劝说这将有助于多方面的健康，而不仅是治疗打鼾。在几个月后，当他再次前来时，他的体重减轻了，状态也大为改善，甚至停用了抗抑郁药，夫妻关系也变得更加和谐了。

睡眠愉悦健全大脑

㊸ **提高思维敏锐度**：你是否曾为解决一个难题而冥思苦想，结果在一晚的优质睡眠后，答案突然在脑海中浮现？多项研究表明，无论是快速眼动睡眠，还是非快速眼动睡眠，只要是深度、安稳的睡眠，就能有效增强记忆力、记忆持久度、学习能力、解决问题的能力以及思维敏锐度。这犹如一阵"东风"，能助你在职业生涯中获得优势，即便对孩子来说也不例外：睡眠质量良好的孩子在学业上的表现更佳。

㊹ **提升专注力**：我们每个人在日常生活中都会对以下这点感同身受，我也时常在患者身上观察到这一点：研究显示，充足的睡眠可以使我们的认知水平达到巅峰。当你能轻松地睁开眼睛时，你的专注度和工作效率也会相应提升。

㊺ **增强意志力**：自我提升绝非易事。想想每年1月1日立的誓言，以及"光说不练族"的豪情壮志。每年都有很多痛下决心的人，在短短几周、几天，甚至几小时后就放弃了自己义正词严的决心与意志。如果这种情境似曾相识，那么睡眠可能就是你意志中的那块绊脚巨石。2015年发表在《人类神经科学前沿》（*Frontiers in Human Neuroscience*）上的一项研究发现，睡眠不足会减弱我们的自制力，更容易做出糟糕的决策。举个例子，不管是坚持锻炼计划、实现减肥目标，还是其他事项，如果你没睡好，就会在践行计划时给自己埋下失败的隐患。耐人寻味的是，如果"睡个好觉"是你下一项重要任务，那么达成它的唯一

方法就是……睡个好觉。睡眠恰恰是增强意志力的绝佳方法！

㊻**激发创造力**：我曾接待过许多从事创意领域工作的患者，从艺术家到音乐家。他们找我不仅是因为睡眠问题，还因为自己赖以为生的创造力如指间沙般默默流失了。正如我在第43条中提到的，无论是快速眼动睡眠，还是非快速眼动睡眠，只要是充分、安稳的睡眠，就能有效提升创造力和解决问题的能力。当你感到筋疲力尽、浑身难受、无法集中注意力时，或者与伴侣发生争执，抑或感到头痛时，便难以发挥应有的创新水平。睡眠不足会一点一滴地蚕食我们的身体。当一个人的身心过度疲惫时，根本不可能以最好的状态圆满完成工作。当然，对于一个创意型驱动的工作者来说，思绪会很难"关闭"。许多饱受摧残的艺术家都曾经受过失眠之苦。

睡眠通往美好未来

㊼**减少医疗开销**：睡眠不足会导致健康问题，生病、缺勤和就医都是一笔不小的开销。2021年的一项研究显示，因睡眠障碍产生的医疗费用每年高达949亿美元。而长期的高质量睡眠投资不仅有助于降低罹患诸如糖尿病或癌症等疾病的风险，还从经济的角度为我们带来了不可估量的好处。现在好好睡觉，是为了获得更优质的健康和更美好的生活，这将是无与伦比的丰厚回报。

㊽**降低罹患痴呆症的风险**：最新的科学研究显示，大脑中β-淀粉样蛋白的积累与痴呆症和阿尔茨海默病的发生密切相

关。在深度慢波睡眠的过程中，β-淀粉样蛋白会从大脑中被清理出去。当你错失深度睡眠且每晚睡眠时间少于6小时的时候，大脑就无法进行每晚所需的强力清洗，进而无法保持健康、达到其最佳功能。此时，患痴呆症的风险会提升近30%。正如著名的歌手布莱恩·亚当斯（Bryan Adams）[1]所唱："让我们度过一个难忘的夜晚"——这句话可能比字面上的意义还要深刻。

㊾**延长寿命**：如果每晚都睡足8小时，能否一定活到100岁呢？答案是否定的。这个问题就像系好安全带一定能保证不在车祸中丧生吗？显然，答案也是否定的，但这两种行为都能极大增加好结果出现的概率。相关的统计数据描绘了一幅灰暗的图景：如果健康的成年人每晚的睡眠时间为5小时或更少，那么他们在6年内死亡的概率会翻三番。而睡眠呼吸暂停综合征（夜间的呼吸暂停）这样的疾病，会使人减少7~10年的寿命。除了减少寿命，这些疾病还会降低患者每年的生活质量。睡眠不足会增加早逝的风险。因此，如果你想要过上最好、最健康、最长寿以及最幸福的生活，请从今晚开始，好好捍卫自己每晚的睡眠。

睡眠乃头等舱

不难理解，为什么睡眠可以跻身由"运动、营养、睡眠"三大支柱构建的"健康金三角"。不过，我认为三者并不完全等

---

[1] 布莱恩·亚当斯：1959年出生，加拿大知名歌手。

价,因为睡眠与其余两者有着决定性的差异:当你遵循严格的膳食标准(比如,节食需要放弃你最爱的食物),或努力锻炼(比如,在普拉提课上拉伤腿筋)时,你会不时感受到某种不快乐的成分。而睡眠的独特之处在于,当你深陷其中时,不需要花额外的钱购买有机食品,也不必逼迫自己做50次仰卧起坐,更无须与配偶发生争执。占据生命1/3的睡眠,理应成为生命中最灿烂的篇章。于我个人而言,睡眠如涅槃,近乎完美。

让我们再度用飞机做个比喻。我喜欢将睡眠想象为头等舱,营养是商务舱,而运动则是高级经济舱。当下的生活状态,仍然有很多亟待改进的地方。你知道自己需要做些什么,来提高自己的健康水平和幸福感。你坐在经济舱的洗手间旁边,但座椅却不能放倒;还有个小孩从后面猛踢你的座椅背。而此时此刻的你,已经在停机坪上苦苦等了2小时但飞机还没起飞,而且前方还有一场漫长且拘束的旅程。

如果此时此刻,有人通知你可以换个座位,免费升级到头等舱的机会就近在咫尺。帘子后面,有一个专门为你准备好的、宽敞而舒适的豪华专座,你还会犹豫吗?

失眠的关联

当你压力重重且缺乏睡眠时,就更难过上幸福的生活。事实就是如此。这也是多年来我与无数患者交流后产生的共鸣,更是我亲身经历的写照。

我是一名睡眠医生，但这并不意味着我能免受生活压力的影响。有时，我自己的睡眠质量也会受到影响。在获得绿卡前，我度过了近20年充满未知的生活，并且处理了堆积如山的文件，当然，还经历了数不尽的无眠之夜。在2020年的冬季，我的父亲在印度感染了新型冠状病毒。在长达6周的时间里，我在睡眠诊所和实验室里夜以继日地工作，致力救助当地医院接诊的新冠肺炎患者，也在尽量抽出时间陪伴我的妻子和女儿，同时还要在凌晨2点接听父亲印度的主治医生打来的电话（印度的时间比印第安纳州早10.5小时。）

我感觉糟透了，常常担忧得夜不能寐。猜猜接下来会发生什么？我体内的压力荷尔蒙皮质醇升高了，睡眠变得零散而糟糕。我停止了锻炼，加上饮食不当，导致体重增加，工作效率直线下降，根本达不到预期水平。有时我还脾气暴躁、情绪低沉，完全忽视了自己平常喜欢的活动，如演奏和制作音乐。回首这段暗淡的时光，回顾自己经历过的一切，我不禁庆幸，还好这段时光是短暂的。我的父亲痊愈了，深夜的电话铃声也不再响起。我的睡眠重归正常，我也再度寻回了自己的小幸福。

压力是导致失眠的常见原因，而失眠又是导致抑郁症的常见风险因素。我经历的仅是短暂的睡眠失调，幸好很快就恢复了正常。大多数人都经历过这样的短期失眠，但它并不会发展为相关病症。

但对许多人而言，情况可能会有所不同。亚利桑那州睡眠研究员兼临床医生迈克尔·格兰德纳（Michael Grandner）博士曾指出，当一个人持续承受经济、心理及情感等多方面的压力时，大脑可能会被误导至错误的方向，那么"小失眠"（表现）就会转化为"大失眠"（失眠症）。

3个月是一条分界线。临床失眠症患者往往会表现出睡眠医生常说的"3P行为模式"，又名斯皮尔曼模式：①体质倾向，即遗传因素，如家庭成员患失眠症，而个体本身睡眠质量不佳，易惊醒；②诱发因素，即生活中的压力事件，如生育、死亡或工作调动等；③持续惯性，尽管引发压力的诱因已经终结良久，但不良的睡眠习惯依然在持续，如在床上躺了数小时试图入睡，但仍然辗转难眠。这些行为模式让人感到疲惫不堪、精神焦虑，潜在的失眠症宛如潜伏在海底的巨兽，从水面缓缓浮现，开始肆意地张牙舞爪。

我喜欢用斯科威尔辣度指数（Scoville量表）来衡量失眠，这是一份用于测量食物辣度的量表。就像辣椒一样，失眠开始时是轻微的，而后会愈演愈烈。当我们出生时，都从底端最温和的青椒开始——在量表上标记的辣度为0。但当生活中的压力诱因接踵而来时，失眠就会变得愈发严重，可能变得像墨西哥辣椒那样辣（辣度为2500~8000），甚至达到哈瓦那辣椒的变态辣度（10万~35万）。

治疗失眠有点像一门艺术。你需要识别那些持续性的不良习惯，并将其一一化解。这些惯性因素是外因还是内因引起的呢？我们需要与患者合作，一起将原因可视化。所以，我总是在诊室拿出一张纸，在上面用记号笔迅速绘出患者的"3P行为模式"。

这样，他们就能以一种全新的视角，重新审视自己的失眠。

我的患者奥黛丽的失眠程度就像哈瓦那辣椒的辣度。她是一名古典小提琴家，被诊断出患有"古典失眠症"。奥黛丽年方29岁，她在20岁读大学时，因祖父的离世（诱发因素）而陷于失眠的深渊。她自诉白天昏昏沉沉、情绪低落，难以集中精力，晚上很难入眠，也难以保持沉睡状态，她的丈夫也抱怨她脾气暴躁。奥黛丽的睡眠模式是典型的失眠患者模式：如果晚上不参加音乐会，她通常晚上11点上床睡觉，早上9点起床。这可足足是10小时的"睡眠"！然而，她需要1小时才能睡着，每晚还会醒来2~3次，而且往往需要30分钟乃至数小时才能再度入睡。她的睡眠时间很少，有时甚至完全睡不着。

为她解读"3P行为模式"后，奥黛丽立刻同意开始接受认知行为疗法。随后，我给出了一系列建议，其中包括：限制每晚的睡眠时间为6小时（疗程开始时）——如此一来，她便能实现更高的睡眠—觉醒比；过午避免摄取咖啡因，白天不要小睡；服用小剂量的褪黑素。这一系列策略旨在增强她的睡眠内驱力。

增强睡眠内驱力，有点像增加大坝的水压。刚开始筑坝时，水位只有脚踝高，水流不畅。积累睡眠内驱力5~6周异常艰难——犹如建设大坝。但随着水位逐渐上涨，大坝逐渐被填满，水压也逐渐增强。不久，水自然而然地激流涌动。一旦时机成熟，就可打开闸门，任水流驰骋，迎接汹涌而美好的睡眠！

这个类比是我在参观印度纳尔马达河上的巴吉尔大坝后想出来的。我一边静静伫立，欣赏着湍急的流水，一边思考睡眠问题，为本章的撰写做准备。即便是在度假期间，我的"睡眠大脑"也从不睡觉！

奥黛丽遵循了我的建议，睡眠状况也得到了改善。初次复诊时，她每晚已经能保持5.5小时的稳定睡眠；第二次复诊时，她表示自己已经能够轻松入睡，每晚的睡眠时间延长到了7小时左右。对我来说，奥黛丽是个堪称金奖的成功案例。从那以后，她就再也不需要来就诊了。掐指一算，那已经是4年前的事了。

睡眠不足的危害不会立即显现，它就像滚下山的雪球，一开始很小，但会越滚越大、越滚越快。除了这颗大雪球，甚至还有一个怒火中烧的巨型雪人在疯狂地追赶你！通常，我们"看不到"睡眠不足对身体造成的伤害。你可以试想一个摩拳擦掌的雪人站在一个巨大的雪球上，咬牙切齿地追赶着你。你为了逃命，跌跌撞撞地滚下了崎岖不平的"睡眠雪山"。但是，永远不要放弃希望，请记住睡眠卫士永远守护在你身旁，一定会将你引领到安全之境。

睡眠对每个人来说都至关重要，包括婴儿、儿童和青少年。在下一章中，我会带您探讨孩子的睡眠，并深入剖析良好的睡眠为何对孩子们大脑和身体的发育至关重要，同时也与整个家庭的健康、幸福与福祉息息相关。建议不要与他们分享雪人的例子，因为即使是淘气的雪人班布尔（Bumble）[①]也会给5岁的孩子带来一段恐惧的回忆。

[①] 雪人班布尔，出自《红鼻子的鲁道夫》（*Rudolph the Red-Nosed Reindeer*）。该作品原是一首圣诞歌曲，后衍生出诸多改编作品，如1964年放映的圣诞节电视特辑。其中的班布尔是一个外表骇人，实则心地善良的巨大雪人。

第6章 睡眠基础教程：儿童健康与睡眠

> 一儿受苦，全家遭罪。
>
> ——睡眠卫士

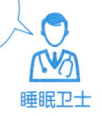

至此，我已经分享了许多关于睡眠的知识、诊所里生动的临床案例，乃至最前沿的研究成果。我之所以投身专业训练，就是希望能助人享受甜美的梦境——这是我毕生的追求。我每一天……每一夜（非双关语）都为睡眠而生。那么，当这位帮助过成千上万各年龄段患者的睡眠医师（也就是我），从医院带着他刚出生的宝宝回到家时，会发生怎样的故事呢？从回到家的第一天起，他能让她像个小天使一样，枕着柔软的云朵，甜甜地进入梦乡吗？

哪有这么简单！当我把我的宝贝Z（化名）放在卧室的摇篮中时，我平生所学的全部专业知识顷刻间灰飞烟灭。你猜对了，当她发出震耳欲聋的尖锐哭声时，我瞬间化身自己遇到过的每一个焦头烂额的新手爸爸：手足无措！

那种压迫感排山倒海地袭来。对于新生儿，大家最担心的无非就是两件事：喂养和睡眠。作为久经沙场的专业睡眠医生，我至少能胸有成竹地应对这两大难题中的一个。喂养是妈妈的任务，而换尿布和助眠则是我的事情。我得承认，周围人羡慕我在睡眠领域的造诣。但令人哭笑不得的是，当我被尿布堆层层包围时，还有一个涨红了小脸、连连尖叫的小家伙正在我的怀里扭来扭去时，我终于不得不接受一个残酷的事实：自己其实一无所知。尽管我对睡眠了如指掌，但为人父，却是个门外汉。当你面对自己的骨肉时，一切规则都不再适用。于是，我开始接受在职培训，学习如何成为一名称职的父亲，同时也学习如何成为孩子的私人睡眠医生。

回归基础

如同第1章所述，我们再次回顾这样一个观点：人有两个无法左右且已经被预设好的东西，那就是吃和睡的能力。表面看来，两者似乎是我们可以控制的活动，但其实不然。事实上，每当我们试图影响其中的任何一项，大多都是有害无益的。比如，连续一个月，每天早餐都吃甜甜圈；或像很多人那样经常忽视睡眠（指的仅仅是忽视睡眠，没有吃那么多甜甜圈）。

婴儿的神奇之处在于，他们自发通晓这两个过程，在吃和睡上都是专家——并没有人教他们怎么做，但他们自然而然地就知道了。

看看Z宝的照片（图6.1）。我喜欢这张照片，因为你无法分辨她是在打哈欠（出于困倦）还是在啼哭（出于饥饿）。这张照片所捕捉到的瞬间凝聚了每个人与生俱来的两种本能反应。实际上，婴儿在母亲的子宫内时，就已经形成了"睡眠—觉醒"节律，可谓根深蒂固。

一出生，这些小宝贝们就开始在父母的卧室里睡觉和发脾气。当Z宝蜷缩在我们身旁的摇篮中时，我不禁开始回想睡眠训练中最基础的理论，致力为我心爱的女儿营造一个健康的睡眠

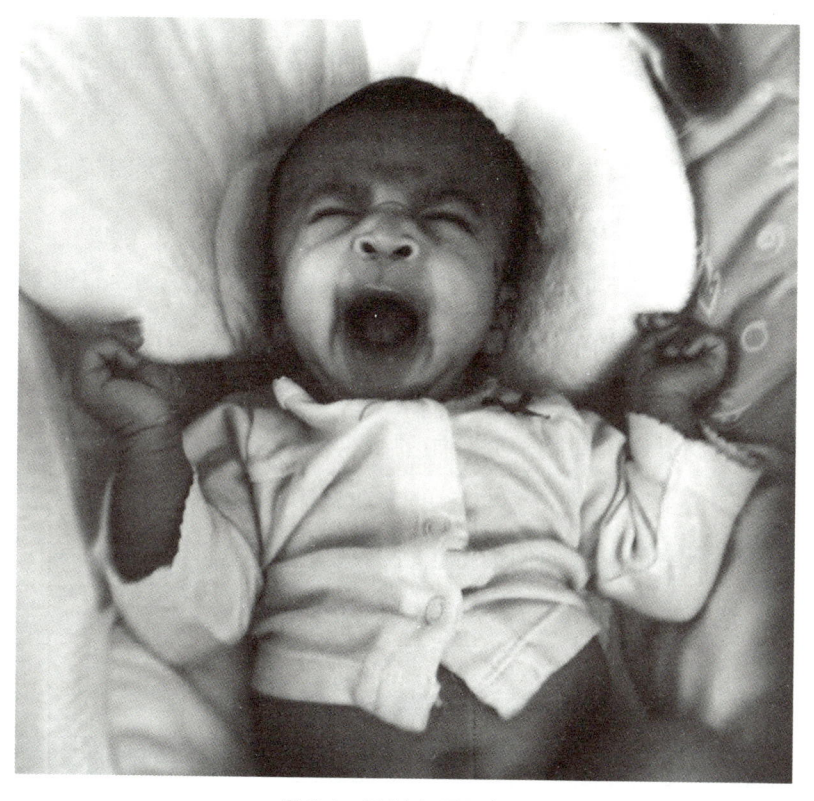

图 6.1 打哈欠还是哭泣？

天可怜见，Z宝在这个珍贵的时刻打了个哈欠，引发了我们3人（妈妈、宝宝和我）的一阵小睡。然而，缺乏睡眠很容易将这样一个宁静的画面变成一场哭泣的画面！

模式。这是一场挑战，但幸运的是，她的睡眠还算理想（除了少许"休息日"，因为所有婴儿都不能免俗）。

在本章中，我将把自己掌握的所有小窍门（称之为"铁则"似乎有些僭越？）倾囊相授。此外，我还会探讨与儿童睡眠障碍相关的知识，帮助您了解何为健康的睡眠，常见的睡眠障碍是否会影响到您的孩子，还有如何在问题出现时寻求专业的帮助。

在我们展开讨论之前，我想与您分享一些关于儿童睡眠的基本知识：包括在不同成长阶段，孩子们为了达到最佳健康状态所需的理想睡眠时间（如果您是直接跳到本章阅读的，请别忘了关注我们在第3章中详细探讨的睡眠与成功之间的关系——包括学业和体育运动方面的成功）。相信我，您绝不会希望自己的孩子在睡眠上"偷工减料"！

随着年龄的增长，孩子们的睡眠需求会发生变化，有时判断他们是否得到了足够的睡眠并非易事。为了帮助大家更直观地理解，我准备了一张简单的图表，这是由睡眠基金会的睡眠专家根据最新的睡眠研究绘制的。在孩子长大成人的过程中，这张图表将会是您反复参考的宝典。了解孩子的实际睡眠需求，并尽可能确保他们维持正轨，是建立健康睡眠模式的第一步。这肯定会令您的左邻右舍羡慕不已。

孩子与睡眠：他们需要多少睡眠时间？

年龄范围	推荐睡眠时长（小时）
新生儿（0~3个月）	14~17
婴儿（4~11个月）	12~15

续表

年龄范围	推荐睡眠时长（小时）
幼儿（1~2岁）	11~14
学前儿童（3~5岁）	10~13
学龄儿童（6~13岁）	9~11
青少年（14~17岁）	8~10

注：资料来源于埃里克·苏尼（Eric Suni），"我们究竟需要多少睡眠"。

儿童简易睡眠计划

每个孩子都是独一无二的，以下睡眠计划可能需要根据您的生活方式和孩子的具体情况进行微调。请将它视作您和您的家庭制订良好计划的起点。您可以根据孩子的具体年龄段参考相应的小节，以获取更多专属的指导。

如果这些建议都未能帮助您的孩子睡得更好——遵循了所有步骤，但仍然面临困境的情况下，请寻求专家的建议。我们一定能提供行之有效的解决方案。本章的睡眠障碍部分也将帮助您做出更合理的判断。

孩子们的大脑与身体正处于成长与修复的关键时期，需要充足的睡眠来帮助他们茁壮成长。孩子沉睡时，体内会释放大量的生长激素。因此，对于各个年龄段（婴儿、幼儿、青少年）的孩子，保证充足的睡眠时间至关重要。更何况，每个家长都知道孩子睡不好的话会呈现什么状态！无论文化背景和所处环境如何，这一点都堪称世界共识。我们都在飞机上、公交车上或杂货店里，看到过筋疲力尽的孩子，也曾听到过一些孩子在对门的公寓里号啕大哭。

为此,我为孩子们制定了一份清晰易行的睡眠指南。只需简单遵循以下"六好"原则即可:

- 好时间:每天恪守相同的入睡和起床时间(周末也不例外);
- 好习惯:睡前2小时关闭所有的电子屏幕;
- 好流程:洗漱、换睡衣、拥抱、讲故事,最佳时长总计30分钟;
- 好环境:确保卧室安静、宁静且黑暗,保持舒适的温度,约为19.4°C;
- 好距离:在孩子们仍然清醒、想入睡(理想状态是逐渐放松、昏昏欲睡的时刻)时,离开房间;
- 好结构:尽可能保持一致的节奏。*

第六则后面好像打了个星号?没错!这代表什么呢?一贯的结构是一种巴甫洛夫经典条件反射,能够引导孩子们养成良好的睡眠习惯。尽管它很重要,但是我们必须学会适时地灵活变通。而且,"六好"听起来非常和谐,"五好一灵"似乎就差点意思。

我的"灵活性"睡眠哲学是从一位值得敬重的导师那里学到的。他是一位在芝加哥儿科睡眠医学领域颇有建树的先锋——史蒂文·谢尔顿(Steven Sheldon)博士。他说:"要始终如一、持之以恒、灵活变通。"这一理念精准地贴合了幼儿和学龄儿童的睡眠管理。我们必须让孩子在睡前的习惯上保持一致，同时也不能缺乏持续性。孩子们夜晚的请求总是源源不断：再多唱一首歌吧，再多读一本书吧，再亲一下吧，再喝口水吧，再念一首童谣吧，再抱抱我吧。然而，在这些请求面前，我们必须设定界限，学会说不，同时也要避免让孩子们哭泣不止。我不太信奉放任孩子大哭的理念，尤其是在育儿的初始阶段。

"灵活性"还意味着在孩子们生病或周末时，可以适当地放宽睡眠规则。比如，一起享受家庭电影之夜。正如谢尔顿医生所说："灵活的事物百折不挠，僵硬的东西一掰就断。"

一个僵化而刻板的睡眠时间表会逼疯所有人，孩子疲惫不堪，父母心力交瘁，对整个家庭都是一种折磨。晚上的睡前时间，理应是一道温馨的界线，而不是家庭每晚都要努力跨越的高墙。

相反，一个富有弹性的睡眠安排，会使家庭拥有适应和调整的空间，不至于因小波折而被打破。对于和谐的晚间作息来说，灵活的时间安排是莫大的助力，也是一把金钥匙。当一个人反复执行同样的流程时，大脑便会形成良好的习惯性路径。

针对不同年龄段的特别优化

方才详细介绍了为孩子们制订的睡眠计划，那么就让我们再深入一点，根据不同的年龄段提出一些有针对性的建议，希望能对您有所帮助。这部分的内容并非包罗万象，但它确实涵盖并强调了父母们普遍会遇到的一些常见问题。

💤 婴儿（0~11个月）

让我们的话题回到我可爱的Z宝身上。我们已经知道，她每天需要14~17小时的睡眠，才能达到最佳健康状态。我确实累翻了天，但我的医生大脑仍在运转。那么，我们如何确保她能获得最佳睡眠呢？而对于那些眼皮打架的新生儿父母来说，如何帮助宝宝实现整夜安睡的黄金里程碑呢（越快越好）？

对我们来说，这两个问题的答案（至少部分是）如下：从出生的第一天起，Z宝就有了自己的专属小床。最初，她在我们卧室边的摇篮中安眠；但仅仅3周后，就升级到了我们卧室的婴儿床上。当你有一个高个子的孩子，她的长腿会悬在摇篮边缘，很不安全。到了6周，我们又将她放到了自己房间的婴儿床上。当然，这里配齐了视频监视器、发声机以及一台定时投影仪，可以在天花板上照出星星及小羊的图案。

作为现代父母，我们最终决定让Z宝单独睡在她的小床上，这种做法与我和妻子从小耳濡目染的印度文化背景相悖。在印度，孩子通常与父母同床直至4~5岁，甚至6岁。这是一种普遍而被广泛接受的育儿方式，或者说这样才是育儿的常态。

然而，作为是第一代赴美的印度人，我们采取了截然不同的方式。我不得不承认，这种背离传统的做法让双方的父母都感到失望和不安。他们严肃质疑了我们对Z宝的养育方式："你们怎么能这样做？明明有更好的方法！"在他们看来，让Z宝在远离我们的小床上睡觉，意味着亲子之间的密切联系被永远地割裂了且再也无法挽回。但作为一名睡眠医学专家，我知道这种担忧没有科学依据。并没有任何研究证明，与父母同睡会使孩子变得更差或更好，关键在于找到最适合自己家庭的方式。对于我们来说，我们希望遵循这套训练规则，教会她在自己的小床上独立睡觉。这不仅对她有利，也让全家人（包括我们的睡眠）受益。我对此坚信不疑。而Z宝在仅仅8周大时，就实现了整夜安睡。这是婴儿在生理上能够实现的最早年龄。此时，她的胃容量已足够维持较长时间的饱腹感。

尽管有时坚守底线颇具挑战，但这一策略对于那些需要在工作中保持清醒头脑的职场父母尤为关键。你绝不希望那些在家中照看着小婴儿或幼儿的飞行员、外科医生，或空中交通管制员在上班时昏昏欲睡！

接下来，再次回到"儿童简易睡眠计划"的第五则，你要尽量在孩子入睡前离开他们的房间。在孩子昏昏欲睡时，轻轻地放下他们，并让他们目睹家长离开。不要在摇晃或在怀抱中让他们入睡，孩子需要习惯家人离开房间的感觉。这至关重要！否则你将成为他们生活中不可或缺的一部分，就像枕头一样。

如果你的枕头在半夜被挤到一旁，或从床上掉下去，你会怎么做？一定是起床重新调整好枕头的位置，再想办法重新入睡，对吗？在孩子入睡后再悄悄离开，确实比较容易，但这会让你变成他们的"枕头"。当孩子半夜醒来后，由于最爱的"枕头"不在身边，他们就难以轻松地再度入梦。孩子们会将"父母"与"入睡"绑定在一起，缺少你的陪伴，他们便无法安然入眠。待到孩子学会走路，他们便会随时随地、出其不意地闯入你和伴侣的卧室，或不断试图打断你周六晚上期待已久的精彩电影，这恐怕会出大问题……

幼儿和学龄前儿童（1～5岁）

到了这个年龄段，睡前时间就变得有点棘手了。那个曾经只需轻轻包裹即可安然入睡的小宝宝，现在已经变成了能用两条腿移动的小小"恐怖分子"。他们喜欢将房间搅得天翻地覆，这种混乱同样延伸到了他们的睡眠模式。孩子们会尽其所能地打破你每晚的计划，穿着尿布在满目狼藉的混沌中傲然起舞。当然，这只是一种比喻。

但无论如何，切勿让他们得逞。许多父母反映熄灯后，尽管孩子们接受了最后一个晚安之吻，但还是会不断尝试从床上下来，坚称自己一点也不疲倦。望着他们那充满活力的明亮眼睛，你几乎会相信这一点！他们就像小小的马拉松运动员一样，总是一个箭步冲出来，贪得无厌地渴求父母的关注。

此时，首先要做的就是发扬侦探精神，将思路逆转过来，问自己几个关键问题：

- 为什么孩子会在半夜起床？睡前流程是否存在问题？
- 他们是否在白天睡了太久？
- 你是在他们睡着后离开的吗？

- 他们在晚上是否接触到了强烈的光源？
- 他们是否有睡眠障碍？
- 他们是否经常做噩梦？
- 晚上的卧室是否太热、太温暖或太冷了？
- 你是否无意中培养了他们夜间爬到你床上睡觉的习惯（如果答案是肯定的，那么这将成为孩子睡眠结构中的一部分）？

如果睡前流程合理，且始终如一，但孩子们却仍然会在月黑风高的夜晚，从被窝里上演绝地出逃，从凌晨2点到早上6点扰乱全家人的睡眠，让我来推荐一个小窍门。这是我从睡眠领域中的一位知名专家那里学来的。她是密苏里州圣路易斯圣卢克医院的睡眠医学与研究中心联席主任——夏利尼·帕鲁西（Shalini Paruthi）。而她又是从自己的恩师蒂莫西·霍班（Timothy Hoban）医生那里学到的。

我们可以在孩子睡觉前，给他两张蓝色的卡片（或你任选的两件小东西）。每次他离开房间，就会失去一张。如果他能把两张卡片都保留到天亮，起床后可以得到一件不错的奖励。例如，一辆风火轮玩具车，或者他特别心仪的其他东西。如果醒来时只剩下一张卡片，他也可以得到一件较小的奖励，但是要确保他知道自己错过了什么。你可以大张旗鼓地办一场颁奖仪式，让他的兄弟姐妹也一同观赏！这样做是为了强化他想要主动留在房间的决心，告诉他除非有紧急情况，否则没有理由来找你。一旦他将坚守一整晚的方法深谙于心，就可以逐步提高标准。比如，连续两晚保留蓝卡以获得奖励，以此类推。4周后，他就能自然而然地养成了好习惯，可喜可贺！

如果孩子一被带回床上就难以平静，该怎么办呢？正如我之前提到的，我不认同"放任哭泣法"。然而，像许多父母那样的妥协也并非解决之道。

解决问题的关键恰恰是谢尔顿医生的观点：灵活性。如果你太过死板，导致孩子放声大哭，他会陷入崩溃……说不定也会把你的心态搞崩溃。这样下去，他就不会用积极的心态去学习独立入睡。相反，应当给予他安慰和信心，让他们平静下来。你可以走开，但如有需要，也可以多回去几次。你甚至可以尝试在地板上放一个睡袋，逐渐移到门边。做法是灵活的，你可以根据情况随机应变，但关键是持之以恒地解决问题。在采取干预措施之前，父母和孩子之间必须建立起牢固的联系。也许可以试着利用一个长周末，或者请几天假来全身心地实施这个策略，这样就能相对无痛地过渡了。

学龄儿童（6~13岁）

对于学龄儿童如已经上小学了的Z宝（时光飞逝），既定规则仍然适用。在这个年龄段，孩子们面临的主要挑战是减少使用电子屏幕的时间，并坚持养成睡前两小时不看电子屏幕的良好习惯。这对孩子（和父母）来说难如登天，以至于我将其冠以"睡眠世界大战"的名号！

一旦让孩子离开了电子屏幕，可以考虑用低糖、纯天然的零食来替代。如果孩子们晚餐吃得早且想吃点小零食，含有天然褪黑素的食物会是不错的选择（参见本章后续的"助眠食品"部分）。此外，临近就寝时段，记得保持低强度的光照。

> **助眠食品**
>
> 以下食物不仅有益健康，还含有天然褪黑素，能帮助孩子安稳地入眠：
> - 樱桃；
> - 黄瓜；
> - 葡萄；
> - 猕猴桃；
> - 燕麦；
> - 甜椒；
> - 开心果；
> - 草莓；
> - 番茄。[1]

我还倡导全家人在同一时间段共同进入睡眠模式。在这个年龄段，孩子们可不想早早上床，错过任何与妈妈、爸爸或哥

---

[1] 资料来源于Meng X, Li Y, Li S, et al. Dietary sources and bioactivities of melatonin [J]. Nutrients, 2017, 4（9）：367.

哥的欢乐时光。相反，他们更渴望成为夜晚的主角、家庭的核心。因此，不妨将就寝时间转变为一项全家心心相印的活动。让每个家庭成员都穿上睡衣，刷好牙，至少在同一时间做好上床睡觉的准备。当孩子看到家人也会马上就寝，心里便会踏实下来。将就寝时间打造成一种家庭仪式，可以融入睡前铃声、睡前口哨等独具特色的环节，让开启睡眠的旅程变得温馨舒适，如翻开一本《哈利·波特》、点亮定时夜灯、设定好白噪声机的计时器，等等。

青少年（14~17岁）

青少年是一个截然不同的群体，这是孩子们开始经历诸多变化的时期，包括情绪、荷尔蒙、身体发育、社交关系、冲动，甚至睡眠模式。事实上，在这个年龄段，所谓的睡眠延迟迹象开始浮现：青少年就是一个想晚点睡觉、晚点起床的群体。值得庆幸的是，这种倾向通常会在他们20岁左右恢复正常，这也解释了为何青少年常常会在周六周日睡到日上三竿。

那么，为何会出现这一现象呢？尽管确切原因尚未明了，但来自罗得岛州普罗维登斯市布朗大学的认知、语言和心理科学兼职教授，以及精神病学和人类行为学教授玛丽·卡斯卡登（Mary Carskadon）博士，在美国国家科学院的一次报告中陈述了以下假设：青少年的生物钟可能会自然地推迟。因为作为一个物种，人类始终需要保护自己免受捕食者的袭击。因此，我们当中较为年轻、身强力壮的人可以值夜班，驱赶饥肠辘辘的剑齿虎，并保护天然早睡的老年人。而到了年轻人睡觉的时候，老年人就能起床接班了（如凌晨4点或5点）。而在这个时间段，捕食者也会睡着，老年人看守的难度会更低，这被称为"群体理论"。当人类生活在洞穴中时，青少年的睡眠模式更具现实意义。然而，在现代社会，当游泳训练在清晨6点吹哨，学校铃声在8点准时响起时，这就好比在方孔里塞圆钉一样格格不入。

我们面临的挑战不仅是难以在清晨将这群青少年从床上拽起来，实际的问题更加严重：睡眠不足会导致他们情绪易怒、学习成绩下降，甚至出现焦虑、抑郁乃至注意力缺陷多动障碍等迹象；再加上他们长时间暴露在屏幕、手机和电子游戏发出的蓝光中，这抑制了褪黑素的分泌，大脑会处于兴奋状态，让他们难以入眠。

在国内外，越来越多的一些颇具前瞻性的高中，根据这些科学发现采取了行动，通过推迟早晨的上课时间，让学生得到更充分的休息。无论您的学区是否实施了这样的调整，都可以在周末尝试推迟早晨的活动，避免安排过于紧密的日程，确保孩子获得必要的睡眠。

当然，前提是孩子的睡眠模式属于正常范围。如果您怀疑有更深层次的问题，甚至可能是一种睡眠障碍，请继续关注下一部分。该选段将重点介绍影响儿童及青少年最常见的睡眠障碍，并强调了一些关键的预警信号。

📙 更多睡眠障碍的案例

爱娃是一名 14 岁的运动员，当她和她的父亲来我的办公室寻求帮助时，我立刻意识到这个孩子遇到了大问题。我迅速了解到，她每晚都翻来覆去地盯着闹钟，一直盯到凌晨两点，早上也难以醒来。在周末，她可以从凌晨3点一直睡到中午。她的成绩低于平均水平，体育比赛中的表现也不理想，似乎处于抑郁的边缘。

全家人尝试了各种方法，但都未见成效。她的家人和医生都在猜想，孩子是否患有注意力缺陷多动障碍？或者这只是普通的青春期荷尔蒙躁动和焦虑？她的儿科医生试图治疗她的重度失眠，让她服用了非处方药、助眠药，甚至是一种未经官方批准用于儿童的药物。但这些尝试都未能改善她的状况。

在我见到她时，我意识到这可能不是失眠症。在儿童中，有一种常见的睡眠障碍看起来像失眠症，实则不然。第5章曾经提道，当失眠只表现为一种症状时，可以被称为"小失眠"，而失眠症这种疾病可以理解为"大失眠"，如果"小失眠"长期得不到治疗，并反复发作，可能会发展成为真正的失眠症。

在对爱娃进行了睡眠医学门诊的标准评估后，我确诊她患有"睡眠—觉醒节律障碍"（sleep-wake phase disorder），这是青少年中最常见的睡眠障碍之一。患有这种睡眠障碍的孩子，在晚上自然入睡的时间通常会比正常时间推迟几个小时。但是一旦他们睡着了，就能保持良好的睡眠。我告诉爱娃，她的大脑和生物钟都处于加利福尼亚州时间，但她却生活在印第安纳州（东部时间）。我开玩笑地说，如果她搬到洛杉矶，睡眠就堪称完美了。睡眠—觉醒节律障碍是一种非常常见的睡眠节律障碍，却经常被忽视或误诊为其他问题。

我为她的暑期制订了一个全面的睡眠计划，因为调节体内的生物钟与外界时钟同步，可能需要4周之久。她在早晨采取强光疗法，晚上服用褪黑素，慢慢地（每3天调整15分钟左右）将她的睡眠—觉醒节律调整到了印第安纳时间。我说的这些调整是微小的时间增量，就像你拨动保险箱的密码盘，或改变船的航向时，会听到缓慢的"咔嚓、咔嚓、咔嚓"声。到了某个时刻，它们就会调整到正确的位置，门便会应声而起（或方向被成功调整）。门内的宝藏令人耳目一新——那是令人难以置信的高质量睡眠，我们所有人都梦寐以求的那种睡眠！

几个月后，爱娃和她的父亲再次造访，并带来了振奋人心的消息：爱娃的睡眠有了极大改善，不再抑郁，学习成绩也有所提升。不仅如此，她还停用了所有药物，并重新投入体育运动，感觉浑身充满力量。这种奇妙的时刻真是我职业生涯中最美好的瞬间。

另一个引起我关注的案例是妮可，她是一个聪明的17岁学生，马上就要毕业准备上大学了。当我第一次见到妮可时，她自诉自己异常嗜睡，在学校的表现不佳，还说自己夜间睡眠充足，但到了白天，却依然无法抗拒睡眠冲动。她甚至在清醒与睡魔的边缘出现过幻觉，例如看到蜘蛛在手臂上爬行，或是看到飘忽的人影从身边走过。她和她的主治医生都百思不得其解。起初，医生认为她可能患有情绪障碍，但后来灵机一动，将她转给了一名睡眠医生——也就是我。

我为她进行了睡眠测试，结果确凿无疑！妮可患有嗜睡症（你所能想象的最确定、最明确的嗜睡症研究结果）！知道症结所在反而令人倍感安心，因为这样我们就可以着手应对和治疗它了。患者会对睡眠和清醒之间的界限逐渐模糊。即便夜间的睡眠时间充足，患者仍会不自觉地陷入微睡状态，包括做梦或进入快速眼动睡眠状态，通常连他们自己都意识不到（这解释了出现幻觉的原因）。但随着时间的推移，高质量睡眠的缺失会越来越严重，最终导致他们产生不适。

想象一下，你的体内有一个睡眠开关。将它拨到上方后，开关能保持这个状态18小时（你清醒的时间），受重力的作用，开关会缓慢地下滑（进入睡眠状态）。经过8小时的休息后，这个开关又会自动拨回上方，准备迎接新的一天。对于那些拥有正常、健康的睡眠模式的人来说，这就是开关运转的日常情况。但对于嗜睡症患者来说，这个开关总是处于松动状态。即使它处于上方，也无时无刻想倒下、赶紧进入睡眠模式。

尽管嗜睡症是可以治疗的，但这种障碍尚无根治之法，至少目前还没有。值得庆幸的是，通过使用我们量身定制的治疗方案和精心调配的药物，妮可得以重返校园，在学术上表现不俗，并对能够回归正常的生活轨迹心怀感激。

这是一个谜，妮可的嗜睡症可能已潜伏了将近10年。然而，直到接近青春期的尾声，相关病症才真正引起了妮可的注意，让她感受到了疾病的负面影响。

儿童和青少年常见的睡眠障碍

正如您所见，我在诊所里见证了形形色色的睡眠障碍。正因为如此，我将影响儿童最深的几种睡眠障碍进行了整理和总结，希望能对您和您的家人有所帮助。请仔细阅读以下内容，如在下面的描述中发现了任何熟悉的迹象，请考虑咨询睡眠领域的专家。

儿童行为性失眠："大失眠"失眠症（如本章前文所述）。
典型发病年龄：幼儿及以上。
需引起关注的迹象：

- 难以入睡或保持睡眠状态；
- 症状持续3个月，每周超过3次。

睡眠—觉醒节律障碍：如上一节所述，通常表现为青春期的孩子无法在正常时间入睡，入睡时间延迟数小时。很多时候，孩子在午夜后才能入睡。然而，一旦孩子入睡，他们就能保持良好的睡眠状态。
典型发病年龄：青春期。

需引起关注的迹象：

- 难以在社会普遍接受或要求的时间入睡或醒来；
- 白天难以保持清醒；
- 易怒；
- "小失眠"。

嗜睡症或发作性睡病（Narcolepsy）： 日间过度嗜睡。

典型发病年龄： 青春期前后（个别人可能更早）。

需引起关注的迹象：

- 尽管夜间休息充分，但白天仍难以保持清醒；
- 在入睡或醒来时常出现幻觉，特别是视觉幻觉；
- 昏昏欲睡；
- 睡眠麻痹——醒来时身体暂时动弹不得；
- 无法抗拒的困意来袭；
- 在流露大笑等强烈情绪时，出现肌肉无力症状（如膝盖弯曲）。

睡眠异态： 如夜惊、梦话、梦游、噩梦等。

典型发病年龄： 幼儿。

需引起关注的迹象：

- 明显的日间影响：白天嗜睡、注意力分散、打瞌睡、常感疲惫（如果出现这种情况，建议向医生咨询，并讨论治疗方案）。

不安性睡眠障碍：2020年新定义的一种疾病。孩子在睡眠过程中会四处乱踢、打滚，甚至从床上掉落。

典型发病年龄：6岁及以上。

需引起关注的迹象：

- 每小时出现5次或更多大幅度的肢体动作；
- 白天烦躁不安；
- 行为问题。

睡眠呼吸暂停综合征和打鼾：孩子在睡眠过程中会短暂地停止呼吸。

典型发病年龄：幼儿及以上。

需引起关注的迹象：

- 睡觉时打鼾，可能伴随间歇性呼吸暂停，并伴有恢复性喘息声（幼儿的鼾声可能较难听到）；
- 睡眠不安定；
- 白天易怒；
- 白天过度困乏；
- 有时尿床。

上文提到的儿童睡眠障碍非常普遍，但很多时候却未得到适当的治疗。遗憾的是，这个年龄段正是孩子成长的关键时期。经久未治的睡眠障碍造成的负面影响可能会远超想象，不容忽视。我们必须立刻意识到睡眠的重要性。

既然已经初步了解了儿童和睡眠的基本知识，让我们来继续探讨下一个年龄段：65岁及以上的老年人（即便你认为这与现在的自己无关，但它也可能与你所爱的某人息息相关）。不过，在您翻到下一页之前，我想留下这样一则信息：孩子睡得越好，家庭就越幸福。

危险的诊断

在诊断儿童是否患有注意力缺陷多动障碍或焦虑症时，我们必须格外慎重。在我的临床实践经验中，大约1/3被诊断为多动症的儿童，其实只是受到了睡眠障碍的困扰。问题在于，医生们往往在追求快速的治疗效果，草率地开出处方药，这实际上是治标不治本。药物或许能暂时使孩子们表现得更加镇静，但如果不解决根本的睡眠质量问题，问题依旧存在。

如果医生不能解决实际问题，孩子们就会遭受莫大的痛苦，并会在漫长的童年期服用不必要的药物。然而，他们的睡眠问题一旦得到正确的处理，他们将变得生机勃勃、心情平和，并重拾最好的状态。这样一来，自然不用再接受不必要的药物治疗！

孩子睡眠不足的警示迹象：

- 爱发脾气；
- 过度亢奋；
- 暴饮暴食；
- 行为问题；
- 学习困难；
- 上课瞌睡；
- 成绩下滑。

猫头鹰还是云雀？

您或许听说过这样的比喻：如果孩子是猫头鹰，就喜欢晚睡晚起；如果孩子是云雀，就喜欢早睡早起。通过观察孩子的自然倾向，可以为他们制定更加个性化的睡眠时间或是起床时间。

第7章 优雅地衰老，优雅地入梦

> 优质的睡眠不仅延年益寿，还能让每一天都更有价值。
> —— 睡眠卫士

玛丽莲70岁出头时，睡眠问题便开始日益加剧。她遭受了一连串令人不安的症状：失眠、日间疲倦、夜间频繁醒来、口干、情绪低落以及每晚起夜4次。泌尿科医生没有发现任何问题，但他怀疑玛丽莲作为5个孩子的母亲，可能因多次怀孕导致身体解剖结构发生了改变，乃至患上了尿失禁。然而，耐人寻味的是，她频繁的排尿习惯并未在白天发生，而单单发生在夜晚。这似乎有些不合常理。

医生认为她可能患有失眠症，并为她开具了安眠药。这类药物往往是睡眠障碍患者的首选，却并非是最佳的长期解决方案。她还没有找到症结的根本原因，吃药也无济于事。最终，玛丽莲来到了我的诊室，寻求建议和解决方案。

面对面交谈时，玛丽莲列举的症状让我很快认识到，她并没有感到入睡困难（失眠的一个典型标志：入入睡的程度）。我问她:"你打鼾吗?"她认为自己没有,而且她几年前故去的丈夫从未提过这个问题。她进一步说明,自己每天服用3片药来助眠:一片膀胱药,一片安眠药,还有一片抗抑郁药。在对她的口腔和气道进行了全面检查,并综合考虑她的所有病史后,我给她安排了睡眠检查。结果显示,她患有中度的睡眠呼吸暂停综合征。

很多人会把睡眠呼吸暂停与肥胖联系起来,但它并不仅仅发生在超重人群身上。此外,不同老年人的睡眠呼吸暂停表现也会有所不同。玛丽莲就是一个很好的例子:她的体形较壮,但体重在正常范围内——不瘦,但也不超重。此外,她可能并没有很大声地打鼾。我猜想,她可能一直患有轻度的睡眠呼吸暂停综合征,但直到她经历更年期并增加了一些体重后,问题才浮出水面。这两个因素都加重了睡眠呼吸暂停综合征的症状。

玛丽莲开始接受CPAP疗法,并感觉日渐好转。我喜欢CPAP呼吸机,因为它是一种治疗睡眠障碍有效、非药物、非手术的方法。她很快就恢复了精神愉悦、休息良好的状态,再也不会在白天打瞌睡,夜间如厕次数也减少到了1次。更令人欣慰的是,她停用了自己一直误以为能改善睡眠的那3种药片。如今70多岁的玛丽莲,终于又能睡个好觉了。

睡眠与衰老之谜

有一种关于睡眠与衰老的迷思,人们常认为年纪一大,就注定无法享受高质量的睡眠。我不认同这种观点,在我看来,人完全可以优雅地老去，优雅地入睡。是的，这绝对是一场挑战，但并非难以攻克。

有时，我会告诉患者想想宝马车，只要保养得当，这款制造精良的汽车即便是跑了32万千米，依然能顺畅行驶。当然，前提是你得定期对它进行悉心的保养，并及时处理任何突如其来的小问题。如果疏于保养，自然就不能指望它能高效地使用很久。

你身体的工作方式亦是如此。人体是一件精美的造物，但是如果你希望身体能在60岁、70岁甚至更高龄时，继续带领自己去往任何心之所向之地，就必须通过合理的饮食、适度的锻炼，以及最重要的睡眠，来定期养护它。贫瘠的睡眠，就像疏于保养的汽车，会让身体从头到脚的每一部位都受到潜移默化的损伤和蚕食。睡眠关乎一切！

驾驭变化

根据美国社区生活管理局（Administration for Community Living）的统计数据，到2040年，预计美国将有21%的人口年龄超过65岁。这是一个不容小觑的数字，我希望随着年龄的增长，这些人群能更加关注睡眠的重要性。如果您已经步入65岁，可能已经感受到了那些预料中的自然睡眠变化。

Δ波

在第4章中，我谈到了Δ波，以及介绍了它在深度低波睡眠中具有清洁大脑的重要作用。我们都经历过这种情况：当你的快速眼动期和非快速眼动相得益彰时，便可拥有最滋润的睡眠。醒来时，你会感觉精神焕发。人在年轻时，更容易进入这种深度睡眠状态。

不幸的是，随着年龄的增长，这些强大的睡眠脑电波会逐渐减少。通过测量老年人的脑电波，我们发现深度睡眠时间确实随着年龄的增长而逐渐减少。那些大为令人舒适的Δ波会逐渐稀缺。

这背后的原因是什么？现在尚未完全查明。更重要的是，我们能否恢复它们？这也是个未知数。科学家正在研究Δ波，探寻人类是否可以重振其雄风，或至少稍加提升，以获得更为舒适的睡眠。

我对这种"睡眠工程学"的理念颇感兴趣。如果我们能提高Δ睡眠波的活力，并让它们在整个生命过程中保持旺盛，结果会是怎样的呢？从理论上讲，这样做可能会为记忆、生长、修复带来显著的优势（关于睡眠中的脑电波及其与痴呆症发病的相关性，请参阅第4章）。虽然我们尚未解开所有的谜题（至少目前还没有），但这是一个令人兴奋的前沿研究成果，充满了无限振奋人心的可能性。

减少褪黑激素的分泌

对于老年群体，除了这些珍贵的Δ波越来越难捕捉到，大脑中的松果体也开始减少褪黑素（也就是睡眠荷尔蒙）的分泌。

一言以蔽之，这种自然变化让我们难以像年轻时那样享受深度睡眠。

💤 睡眠碎片化

这意味着老年人更容易被干扰唤醒。30年前，你被吵醒后，或许能轻而易举地重新入睡；但当你步入60岁后，可能会发现自己在夜间醒来的次数越来越频繁，而且比曾经更难再次入眠。这些夜间的睡眠中断，会导致白天需要更多的小憩，形成恶性循环。我们称这种断断续续的睡眠为"碎片化睡眠"。

💤 更严重的时差反应

还记得20~30岁时，跨越时区和重新调整睡眠只是一个容易纠正的小问题吗？但事到如今，境况已今非昔比。老年人在经历突如其来的时差干扰后，往往更难重新找回自己的睡眠节奏。因此，那场期待了一整年的从洛杉矶飞往伦敦的旅程，很可能会对你的睡眠节奏造成比预期更严重的负面影响。此外，周六深夜的社交活动也会让你更难适应缺失的睡眠。

💤 两个主要睡眠系统发生变化

正如上一章在讨论群居理论以及青少年渴望通宵熬夜的原因时，我提到过在家庭中，年长的成员们通常会与年轻人截然不同：随着岁月的积累，他们比年轻时更早感到疲倦。而且，现在他们会像公鸡一样，在清晨5点早早醒来！

随着年龄的增长，调节睡眠的两个相互关联的系统不再像以前那样强健：一个是主时钟（即昼夜节律），它能对光暗昼夜周期做出反应；另一个是稳态系统（homeostatic system），负责调节睡眠和觉醒之间的微妙平衡。对于夜猫子，这种改变可能令人不适应。因为现在他们可能还没到晚饭点，在下午就瘫倒在了椅子上，不受控制地酣然入睡了。

这种变化通常不算是大问题，除非这种变化过于剧烈，以致影响了正常的社交生活。您是否无法在晚餐时保持清醒？是否在垒球训练结束后累得无法去接孙子孙女？是否会在凌晨 3 点睁大眼睛醒来？如果答案是肯定的，您可能患有睡眠—觉醒时相前移障碍（advanced seep-wake phase disorder）。这种障碍可以在睡眠医生的指导下通过治疗得到纠正，治疗方法包括让您的内部生物钟与太阳同步，可使用灯箱或尝试其他疗法。

与年龄相关的疾病

问题已经够多了，但这仍不是全部。许多老年人通常还要与健康问题、关节炎、疼痛和不适感做斗争，这些都会对睡眠产生负面影响。此外，他们所服用的一些药物也会影响睡眠，从抗抑郁药、降压药、利尿药，到止痛药和肌肉松弛药。请务必向医生咨询您正在服用药物的详细信息及其潜在的副作用（更不用说非处方安眠药也会与这些药物产生相互作用），可以询问药物是否会影响睡眠，以及该如何应对。

您还应当参考美国老年医学会的《老年人潜在不当用药标准》(*AGS Beers Criteria*，可以轻松在网上找到)，其中列出了可能对老年人不安全的常见药物，包括抗组胺药和安眠药。随着年龄的增长，身体处理药物的方式与年轻时不同，所以您在30多岁时曾经服用的某些药物，现在可能已经不再安全。

安眠药的潜在风险

安眠药可以在短期内适量服用，且最好是在医生的指导下使用。但如果老年人频繁把安眠药当成常规药服用，可能面临以下风险：

- 可能与其他药物产生严重的相互作用；
- 增加跌倒风险；
- 平衡能力受损；
- 记忆力衰退；
- 日间嗜睡；
- 深度睡眠状态减少。

这些生活变化都令人不适，难怪老年时期的睡眠总是饱受诟病，但这并不意味着你注定要在余生中忍受糟糕的睡眠。通往良好睡眠可能道阻且长，但如果你谨慎驾驶，就能有效避开一些大坑，减少各种崎岖险阻对自己的影响。

改善睡眠，无须药物

老年人只有克服上述重重阻碍，每晚确保7~8小时的睡眠，才能维持大脑和身体的健康和身心幸福感。在第10章《轻松重启睡眠》中，我绘制了一幅精心规划的睡眠蓝图，不妨从那里着手。但此刻，我希望向大家提供一些额外的小贴士，以抵消您随着年龄增长、必然会面临的自然变化以及遗憾的挫折（希望您能明白，我提供的都是经过验证的行为解决方案，而不是简单粗暴地请您拿起床头那罐已经喝了一半的安眠药）。这个清单并不详尽，但它强调了一些最常见的问题，并提供了相应的解决之道。

过度午睡

我们此前提过，睡眠碎片化会诱发白天打盹，而这将导致更多的碎片化睡眠，形成恶性循环。您可以通过在手机上设置30分钟的小睡闹钟，来打破这一恶性循环。如此一来，您既能获得身体渴望的小憩，又不会过度休息，导致晚上难以入眠。正如我在这本书中多次提到的，白天小憩是有益的，但过度小憩则存在风险。

饮食干扰睡眠

与过度午睡同理，摄取酒精、糖分、咖啡因，吸烟，以及在临睡前不到3小时吃晚餐都有可能破坏睡眠。它们就像扎破睡眠气球的飞镖。年轻时，这些放纵不会明显影响身体或睡眠，但年长后，适应这些变化可能会变得更加困难。

夜间如厕

保持合适的水分摄取很重要，但睡前不宜过多饮水，而是要注重在一整天中均衡地摄取水分。如果可能，请尽量避免在晚上服用利尿剂（如治疗高血压的药物）。它们会增加人的排尿频率，因此最好安排在早晨或上午早些时候服用。无论您是否患有糖尿病，都应避免在睡前打开一桶冰激凌。您的胰腺和膀胱（还有睡眠），将会因此而感激不尽。

男性和女性

随着岁月流逝，男性和女性在睡眠方面都面临着各自的挑战。女性在经历更年期时，常受到荷尔蒙波动、潮热以及睡眠碎片化的困扰；而男性则需要应对前列腺增大导致的尿频。但有时，只需简单改变生活方式，如晚上限制饮水（对男性）、穿透气的睡衣（对女性），以及减轻压力和保持健康的睡眠习惯（适用于男性与女性），就可以解决上面的问题。

无论是男性还是女性，到了老年都会增加罹患睡眠呼吸暂停综合征的风险，但男性所受的影响比女性更大。这一病症不能自我诊断，必须由训练有素的睡眠医师来进行评估和指导。另一个比较危险的情况是，女性的睡眠呼吸暂停综合征症状往往与男性不同，可能会被忽略更长时间。

💤 晒太阳的时间太少

我不想一概而论，但我在诊所里见到的老年患者往往不太爱在户外活动，沐浴阳光。他们的日程安排、身上的责任、能力和兴趣都与过去大相径庭：他们不会再在操场上追逐一名咯咯笑的4岁孩子；不再在下班后和朋友们相约打篮球；因为髋关节疼痛，他们不再在街区内健步如飞；会因为子女和孙辈们已经8个月没有前来探望，而感到情绪低落、提不起精神。不管是哪种原因，他们的生活节奏都变得更慢了。总有一天，人的作息时间会发生变化，不再像从前那样喜欢沐浴在阳光下。

这可能看起来是一件微不足道的小事，然而晒太阳不足会大大影响人的睡眠能力。每天晒晒太阳（最好是在早上、午饭前）对昼夜节律的正常运转至关重要。阳光的活动也会改善你的情绪。根据个人的情况，您可能需要把思路打开，好好思考这个问题。但无论如何，户外活动依然是决定晚上睡眠质量的关键因素。

我鼓励所有的老年患者在日常生活中尽可能优先考虑健康地沐浴日光。要尽自己所能，保证社交日程的充实——打理花园、户外午餐、打打网球，将活动身体设定成优先事项，哪怕每天只有20分钟。锻炼加上晒太阳，能有效刺激睡眠和觉醒的内驱力！试试看吧，您会亲身体验到阳光带来的种种益处。

💤 关于运动

某些有健康问题的老年人，可能难以做到高强度运动。但请记住，我说的"运动"，不一定就是在加利福尼亚海滩上跑

30分钟。运动的形式多种多样，应根据个人的身体状况量身定制。可以是简单的椅子体操，可以是在观看电视期间站立30分钟，也可以是把车停在离目的地较远的地方，然后步行到目的地，这些举动都能有效提高心率。

神奇的七合一药丸

想象一下，有一颗能改变生活的药丸，它集7种药物于一体。

运动最美妙的地方在于，它能够有效促进睡眠。此外，运动对整体健康也大有裨益。我喜欢将每日锻炼看作集7种神奇药物于一身的全能药丸：

- 抗焦虑药；
- 降压药；
- 心脏病药；
- 降胆固醇药；
- 糖尿病药；
- 抗抑郁药／情绪提升剂；
- 安眠药（最重要的部分）。

身体喜欢有规律的生活，尤其是在退休后，每天、每周的寡淡日程都在眼前平铺直叙地展开，没有任何令人期许和激动的事情。早上8点起床，散散步，晒晒太阳，与朋友共享咖啡或午餐，晚上按时上床睡觉。把握自己的每一天，坚持自己的作息和习惯，您的身体将在这种重复中茁壮成长（睡眠亦如是）。

如果因行动不便导致了抑郁症（反之亦然），请务必寻找方法打破这种循环，使情况得到改善。您可以和医生谈谈。必要时，您也可以去求助交际圈中可为您提供依靠的人。您可能需要在医生的指导下，找一名健身教练，或服用抗抑郁药物。身体活动得越多，就意味着睡眠越好，这反过来又会令您在白天充满活力。

这是睡眠障碍吗?

如果任何方法都不奏效——已经晒过了太阳，也好好遵循了我在第10章中介绍的睡眠"四重奏法"，排除了所有主要的睡眠干扰因素，且您的整体健康状况也相当不错。那么一个尖锐的问题来了，您是否有睡眠障碍？

正如全国女性健康研究（Study of Women's Health across the Nation，SWAN）等研究中指出的那样，失眠在这个年龄段是一种常见现象，尤其是对于那些经历更年期的女性来说。我有一位名叫特蕾西的患者，年纪五六十岁，睡眠质量极差。更年期后，她的体重有所增加，睡眠也逐渐变得碎片化。医生曾讨论过是否需要让她服用激素，但考虑到她的乳腺肿块病史，医生最终放弃了激素疗法。此后，她开始服用小剂量的百忧解

（Prozac）。情绪有所改善，但她的睡眠质量却每况愈下！她意识到，自己在夜间会因盗汗和令人不适的肢体活动而惊醒。

> SWAN研究由美国国立老龄研究所、美国国立护理研究所、美国国立卫生研究所、女性健康研究办公室以及美国国立补充和替代医学中心共同赞助。

缺乏睡眠使特雷西情绪低落、不知所措，于是她前来问诊。交谈之际，有几个现象立刻引起了我的注意：首先，她整夜都在强迫性地不断查看时钟，觉得时间一分一秒地流逝让她倍感压力；其次，当失眠症状日益加剧时，她养成了在半夜拆洗洗碗机、吃零食以及叠衣服的习惯；最后，她在酒店和朋友家里反而能睡得很好。

失眠的原因往往掺杂着很强的心理因素。耐人寻味的是，特蕾西在除自己床铺以外的地方，都能安然入睡。我认为，她需要接受认知行为疗法，好好调整自己的夜间习惯。她还需要重新建立对就寝时间的积极关联，消除对自己卧室的厌恶情绪。目前的情况就好像每当夜幕降临，她感到自己正缓缓步入拳击场，而不是一张舒适安逸的床上。更糟的是，她似乎已经预料到自己每晚都会在这场残酷的战斗中败下阵来。这个势不可挡的对手就是"失眠"。

我从多方面入手，希望尽量祛除她那些根深蒂固的不良习惯。我鼓励她遵循一套全新的规则，例如当她辗转难眠时，避免查看时钟或叠衣服。在与她的处方医生讨论后,我让她渐渐停用了百忧解。

两个月后,特蕾西的状况得到了极大的改善。原本每晚惊醒3~4次的情况,减少到了只有一次,她不再需要我的帮助了。这个痊愈的失眠患者再也不用来见我了——我喜欢从这个角度进行诠释。如果我失去了一个患者,那么这个患者就赢了,因为他们重新获得了良好的睡眠!

也许您也对睡眠产生了厌恶。如果预算允许,您甚至可以更进一步,重新设计自己的卧室,让它看起来焕然一新。这是一个有益的视觉提醒,让您明白自己不再置身于那个令人紧张的拳击场里了。令人惊叹的是,一层令人心情平静的油漆颜色(如柔和的蓝色、米色、绿色或粉色)、重新布置的画作或崭新的艺术品,以及焕然一新、干净清爽的床上用品,都能带给您一种耳目一新的和谐和舒适。

根深蒂固的习惯

失眠最糟糕的一点是,可能会让人陷入一种恶性循环的行为习惯:夜晚过度思考和担忧,从一个念头跳跃到另一个念头,思绪如同无休无止的旋转木马,问题也随之不断加剧。失眠会在脑海中刻下一道道令人不悦但又无比熟悉的痕迹。如此一来,每一个夜晚都像前一夜一样糟糕,甚至更甚。随着时间的流逝,失眠者在床上翻来覆去,预见着明天的艰难。睡眠变得愈加遥不可及，慢慢地在失眠的流沙中深陷。不知不觉中，两年过去了，你只能依赖处方安眠药，才能获得片刻的小憩。如此循环往复——数月、数年，有时甚至数十年。

这是我很多患者的真实写照。他们夜复一夜地重复体验着失眠的痛苦，然后晋级成失眠大师！因为人的身体很擅长掌握一切重复性的活动——你可以是非健康膳食大师，也可以成为办公桌前的含胸驼背大师。

失眠就像是人脑上用粗大绳子系的死结。这个结很难解开。即使你成功了，结痕依然存在。但如果你坚持几周到几个月，结痕便会慢慢消失。

我致力帮助患者解开这个结，并培养良好的习惯，然后共同寻找和培养一系列积极的行为习惯，让他们不断重复。慢慢地，他们摆脱了失眠，并逐渐开始享受美妙的睡眠。您可以在五六十岁时开始这种训练，学习永远不嫌晚。这就像去健身房，肌肉不是一天练成的，而是需要日复一日的重复锻炼，才能开始看到成效，睡眠亦如是。

尽管如此，65岁以上的成年群体可能面临着更加根深蒂固的失眠习惯。这些习惯可能已经固化了几十年，解开这些紧绷的结需要更大的努力。一旦解开这些结，痕迹可能会持续更久。在这种情况下，患者没有简单的快速解决方案。他们需要投入更多的精力，来重新调整睡眠。但即便如此，这仍然是可行的，只是需要更多的耐心、信念和决心。

这就是为什么我鼓励人们在遇到严重的睡眠问题时，不要等太久才去看一名专业的医生。在坏习惯固化之前就进行干预，会容易恢复很多。我希望这本书能激励所有年龄段的读者（无论是20多岁，还是60多岁），必要时及时寻求帮助，尽早解决问题，避免形成不良睡眠习惯。

我很高兴特蕾西在她50岁时走进了我的办公室。她的问题在8周内得到了简单有效的解决。试想一下，如果她再这样失眠20年——对我们来说，要找到解决方案将会有多困难！她的痛苦将加剧，也会老得更快，美好的晚年生活将受到影响。

倾听心声

作为一名睡眠医生，我在诊断睡眠障碍时几乎形成了一种直觉。当我开始怀疑某些问题时，患者往往会有所抵触。他们经常对我说："不，医生，我挺好的。我不觉得自己有这个问题。"有时，我需要费尽口舌，才能说服这些不情愿的患者接受一些简单的睡眠测试。

克鲁兹便是这种情况的真实写照。他是一位健康状况良好的75岁老人，最近开始出现了心房颤动（Atrial fibrillation, A-fib）。这是在 65 岁以上的人群中常见的心律问题。原本，他通过服用一些常规的心脏和血压调节药物，有效地控制了症状。而近期，他开始在夜间被加速的心跳和强烈的心悸所惊醒，在日间也会偶发心律不齐。这一切都被他的心脏病医生安排佩戴的心脏监测器详细记录了下来，因此医生将他转介给了我。但更令克鲁兹烦恼的是，他在高尔夫球场上感到呼吸急促，乃至不得不放弃这项自己最喜爱的运动。在此之前，他通常每周都会去打5天高尔夫。他还承认，自己在白天打了很长时间的盹，并且不得不依赖含糖饮料来强行撑开疲惫的双眼。

克鲁兹的生活质量正在急剧下降，但这位退休的工程师很难相信自己可能有睡眠问题，因为他非常确信这只是心脏问题。

谢天谢地，克鲁兹找到了我这个"睡眠卫士"，而我对自己的判断充满信心。经过初步问诊后，我建议他在睡眠实验室里过夜接受评估。如前所述，他起初不愿接受。但最终还是勉为其难地同意了。而我的猜测也得到了证实，这位先生患有中度睡眠呼吸暂停综合征。

克鲁兹并不肥胖，脖子也不粗，也没有因为半夜鼾声如雷而被配偶用手肘击打。在网上能搜索到的那些睡眠呼吸暂停综合征的自我诊断迹象，并未在他身上出现任何的"典型症状"。但我之前也见过像他这样的患者，就像我在本章开头提到的玛丽莲一样。睡眠呼吸暂停综合征在老年人中表现出的症状不尽相同。然而，当你知道应该寻找和关注什么时，谜团就会迎刃而解。

我们的睡眠实验室捕捉到了克鲁兹每次睡眠呼吸暂停时出现的心脏异常。每一次发作，他都会呼吸困难，身体略显慌乱，从而导致心跳加速。然后他的呼吸会停止几秒钟，身体则释放肾上腺素。他总是在急促的心跳中惊醒，这种情况一而再再而三地发生，夜复一夜。这解释了为什么克鲁兹以及其他像他一样的睡眠呼吸暂停综合征患者,每天都感觉如此难受。

尽管面对确凿的证据,克鲁斯仍然难以相信自己患有睡眠呼吸暂停综合征,并对我的治疗方案抵触。我劝他:"稍微尝试一下CPAP吧,反正又不会少块肉!"没有人天生愿意使用CPAP呼吸机。克鲁兹极为勉强地接受了,于是我给他配备了相应设备。

我想您已经猜到了故事的结局。仅仅6周后,克鲁兹的健康状况便得到了极大的改善。经过一些微调和几次面罩更换,他学会了去忍受佩戴CPAP呼吸机,实际上,他甚至开始喜欢CPAP,因为这台仪器帮他恢复了正常的精力,开始拥抱新生活!克鲁兹重返高尔夫球场,不再白天打盹或整天狂喝雪碧,夜间也不再因心悸而惊醒。在我最后一次与克鲁兹会面时,他说自己正在与心内科医生讨论,看能否减少一些心脏病药物的剂量。仔细想想,这实在是太神奇了!睡眠是如此强效的药物,可谓一剂良方。我敢说,它可以治疗世间的万千疾病。

如果克鲁兹没有改善他的睡眠状况,我几乎不敢想象情况会变成怎样。克鲁兹会被迫中断许多体育活动,甚至丧失自理能力;他可能需要服用更多的药物,不排除需要进行手术(心脏消融术)的可能性,并承受难以承受的潜在副作用;他可能要永远挥别自己最大的爱好,并陷入抑郁情绪之中。然而,多亏了高质量的睡眠,让他每一天都焕发出了更大的价值。这听起来是不是有点耳熟?回想一下为本篇揭开序幕的"睡眠卫士"吧!

睡眠呼吸暂停综合征危机

本书中的许多案例都涉及了睡眠呼吸暂停综合征。这是有意为之的：我个人的看法是，对它的讨论怎么都不嫌多。如果不予治疗，睡眠呼吸暂停综合征是极为危险的，同时又是非常常见的。据美国睡眠医学会（American Academy of Sleep Medicine）统计，每5～6个成人中，就有一个人患有此病。然而，其中只有10%～20%的人被确诊，其余人则未被诊断或未接受正规治疗，并遭受了严重的健康后果——这是一个缓慢却不可避免的过程！

就像我之前以宝马车为例，睡眠呼吸暂停综合征就好比是车轮出了故障，导致车在行驶时不停地摇晃。不管你试图多少次将车轮修复归位，它总会继续摇晃，直到根本问题得到解决。在这种情况下，睡眠呼吸暂停综合征就像一颗损坏或掉落的螺栓。如果你继续以汽车这种失修的状态驾驶车辆，短期内或许能勉力为之，但继续这样下去，无疑对汽车的长期生命周期有害无益。那么回归现实，失眠对人体的伤害亦如是。

如果睡眠呼吸暂停综合征是一种潜在的疾病，与另一种严重的健康问题直接相关。比如，治疗我的患者克鲁兹的心脏问题，它就变得尤为关键。美国心律协会（The Heart Rhythm Society）报告称，约50%的心房颤动患者同时患有睡眠呼吸暂停综合征。如果疏于治疗睡眠呼吸暂停综合征，心房颤动治疗失败的风险会飙升2～3倍！如果对心房颤动的干预措施失败，患者就会面临心力衰竭和中风。值得庆幸的是，公众对此的认知似乎正在节节攀升，每周，我都会接待5位从心律诊所辗转而来的患者。现在加上我的合作伙伴，和全国所有睡眠医生接诊的患者人数，认识到该问题的人数还在倍增。希望所有人（不仅仅是老年人）都能清醒地认知这一风险。

投资你的睡眠永远都有益无害。事实上，它总是会对人的生活产生各种各样的积极影响。无论您年方几何，为自己做出积极的改变，永远为时未晚。我从未听过有患者倾诉，自己在睡眠得到改善后倍感痛苦！

正如我用心去倾听患者的声音，您也要用心去倾听自己的心脏。它可能正在暗示您，是时候与主治医生好好谈谈了。

睡眠呼吸暂停综合征与外科手术：惊心动魄的组合

就在最近，我遇到了一位新患者。他叫西蒙，50多岁，是个才华横溢的橱柜制造师。由于多年长时间站立劳作，他现在需要进行髋关节置换手术，目前正处于失业状态。此前，西蒙从未被诊断出患有睡眠障碍，也没有高血压。他术前评估的一名内科医生曾经听我说过，如果在未治疗睡眠呼吸暂停综合征的情况下进行手术，需要承担手术效果不佳的高风险。而且这位医生注意到西蒙的颈围超过了正常值，喉咙后部狭窄，且体重超重。因此，他建议西蒙在术前接受睡眠呼吸暂停综合征的检查。

于是，在预定手术的前一周，西蒙来到我的诊所进行评估。猜猜结果如何？我们发现他每小时会出现100次呼吸暂停（小于5次才是正常值）！此外，他夜间的血氧浓度会降到70%。这是一个严重的睡眠呼吸暂停综合征病例，继续手术将面临异常凶险的情况。我不得不立刻让西蒙坐下，告诉他这个坏消息："很抱歉，您下周不能手术。"即便他甚至不敢相信自己患有睡眠呼吸暂停综合征，但我依然取消了他的手术！

但问题来了：我们现在知道，睡眠呼吸暂停综合征如果得不到有效治疗，会导致手术后的各种风险。手术本身对身体就是一种压力，这意味着人体会分泌更多的肾上腺素。未经治疗的睡眠呼吸暂停综合征也会导致身体中的肾上腺素水平飙升。这会提升血糖水平，对心脏极为不利。同时，大量肾上腺素的分泌会导致一系列危机重重的后果：伤口愈合不良、血糖升高、心脏负荷过重以及潜在的高危心律失常；除此之外，手术后，患者还要服用大量药物（止痛药、肌肉松弛剂、助眠药），这一切都会加重睡眠呼吸暂停综合征的症状。

无论多小的手术，对身体来说都是一场突如其来的风暴，而未经治疗的睡眠呼吸暂停综合征宛如火上浇油。或者，你也可以把睡眠呼吸暂停综合征想象成一大锅热油，手术就是扔进去一把洋葱。安全起见，务必站得远一些，因为滚烫的锅中即将油花四溅！

我联系了西蒙的外科医生，他同意了我的评估。我们将髋关节置换手术推迟了3周，以便能让他开始使用CPAP呼吸机，并控制这个问题。我可以肯定地说，这次术前干预救了他的命，也延长了他的寿命。如果他在未经治疗的情况下接受手术，很可能会面临生命危险。西蒙现在除了拥有新的髋关节，还拥有更美好的生活，并减少了未来遇到心脏问题的可能性。

第三部分
高质量睡眠应有的样子

第8章 当你在疫情期间入眠

> 人生的诸多美好，如健康、年轻、成就和幸福，往往在失去之后，才知其可贵，睡眠亦如是。
>
> ——睡眠卫士

经历过2020年3月11日的人永远也不会忘记，就在这一天，人间天摇地动：世界卫生组织宣布新冠肺炎为大流行病。时光被粗暴地切割成了两半——生活将永远以"前疫情时光"和"后疫情时光"为界，泾渭相隔。

作为一名内科医生兼睡眠医生，我从两个领域的独特视角亲历了这场没有硝烟的战争。由于我接受过医学培训，有医学背景，再加上医院人手短缺，新冠肺炎疫情期间，我始终在一线效力，不仅要照顾自己的患者（其中许多人的检测结果为阳性），每逢周末还要奔赴医院，帮助我的合作伙伴照顾病房收治的数不清的阳性患者。在新冠肺炎疫情的重重阴霾笼罩之下，我会在自己的诊所办公室履行职责、寻找慰藉，帮助患者调整他们的睡眠，或与家人温馨地团聚。

有时，我很难相信，从那时起到我写本书时，已经过去近两年了。在新冠肺炎疫情的早期，每当我从睡梦中醒来，看到的都是一则则令人痛心的头条，每一则都更加糟糕。但不仅仅是我，所有人都被困在这场噩梦中，无法挣脱。

没过多久，一个令我惊讶、非比寻常的现象开始展露獠牙：全球范围内，人类的睡眠都在这场疫情的压力下分崩离析。它影响着所有人，无处不在，如影随形，这是史上第一次……新常态带来的压力改变了全人类的睡眠，甚至包括我的！似乎无人能够幸免。那个密切关注每个夜晚睡眠高峰和低谷的"睡眠卫士"，从未想象过他会在有生之年看到如此惊人的破坏性事件。

对于我们这一代人来说，这场大流行病是最大的全球医疗巨变，而且是每个人都经历的。每个人的睡眠都受到了影响，人类文明的方方面面被冲击得体无完肤。我们明白了什么是真正重要而可贵的，什么是不重要且可忽略的。一夜之间，健康突然变得难能可贵。身体健康的人，会希望强大的的免疫系统能高效运转，不让自己成为阳性人数的其中一个。反之，如果在这段非常时期，自身没有一个良好的支持体系，没有亲朋好友的情感支援，痛苦和烦恼程度恐怕会翻上两番。

甚至连新闻头条也反映了这一趋势。与此同时，人们对于睡眠、免疫力和梦境的信息需求空前膨胀，变得难以满足。很快，火急火燎的记者们纷纷找上门来，要求采访我。自2020年初以来，我相继在电视媒体上接受了诸多采访，并为主流媒体撰写了数十篇关于睡眠的新闻文章。涉及的媒体包括《华盛顿邮报》(Washington Post)、《玛莎·斯图尔特》(Martha Stewart)、CNET、《美国大观》(Parade)杂志和MSN。在这场大流行病盛行时，我发现自己几乎每周都在接受采访。朋友们陆续在新闻中发现了我的名字。我从未见过全球对睡眠健康有如此广泛的关注！为什么我会做噩梦？为什么我现在的梦如此生动？为什么我的失眠这么严重？睡眠能帮助我们的身体对抗新型冠状病毒吗？每个人都想知道以上问题的答案。

那么，我们的睡眠到底怎么了？我对此思考良多，并突然意识到，新冠肺炎疫情的前9个月就像人类的孕期。这期间，人类与睡眠的关系经历了3个阶段的转变，或者说是孕期的3个阶段。在这3个阶段中，许多人都经历了与睡眠相关的思考和压力，并且深深感受到了个中影响。让我们一同探索，看看下面的描述是否会让你产生共鸣。

孕期第一阶段：2020年3—5月

还记得吗，2020年的伊始何其美好？当时，我们对又一个新年满怀憧憬，向往着希望和热情。然而，这种乐观情绪很快被打破。数周后，全人类从新闻中得知了一则不祥的消息：美国邮轮上的一名乘客新型冠状病毒检测是阳性。这着实令人不安，但彼时的我们尚无法完全理解，这种可怕的疾病将会带来多大的灾难和生活上的改变。

对许多人而言,这场疫情是一件意料之外的事件,尽管对病毒学家或流行病学家来说可能并非如此。随着时光的推移,3月来临了。就像药店的快速测试纸通知受试者"惊讶吗?你怀孕了!"一样,世界卫生组织平静地告诉我们:"惊讶吗?我们正处于一场旷世大流行病的洪流中!"

在孕期的第一阶段,你的生活会发生天翻地覆的变化。现在想要感受孩子的踢踹还为时过早。大部分时候,母亲会感到恶心和不适。从某种意义上说,在大流行病的头几个月,我们也是同样的感受:大量人群面临着失业、隔离、失去收入、孤独、恐慌性地抢购厕纸等生活必需品,期待已久的夏日假期计划被取消,通过软件在家进行在线学习的孩子把每个人都逼疯了。我们心中充满恐惧和难以言喻的痛苦,体重也不断增加。

当生活中发生意外事件,尤其是负面事件时,它可能会成为引爆压力的导火索。那么,压力又会导致什么呢?睡眠问题。新冠肺炎疫情的直接后果,就是我们开始注意到睡眠指针的"左移":平常能轻松拥有8小时优质睡眠的人,现在仍然睡得不错(但不再那么理想);睡眠质量良好的人,开始体验一般水平的睡眠;而在新冠肺炎疫情之前就睡得不好的人,现在几乎不睡了。他们陷入了失眠和睡眠质量下降的恶性循环中。对于一些人而言,情况到今天都没能好转。这种"左移"意味着,我们的睡眠质量比以前更差,甚至大幅下滑。

> **睡眠指针左移**
>
> 新冠肺炎疫情带来的压力让每个人的睡眠都变得糟糕：睡眠情况最糟的人 ← 睡眠情况更差的人 ← 睡得不好的人 ← 睡得一般的人 ← 睡眠良好的人 ← 睡眠极佳的人。

孕期第二阶段：2020 年 6—8 月

我想，随着夏日的来临，很多人开始逐渐习惯了新常态。新冠疫苗试验整装待发。人们开始更多地在家睡觉，睡得更晚，做更多的梦。过去经常出差跨越时区上班的高级管理人员，现在被困在家中，日历上空空如也，行李箱也被推到了衣橱背后积灰的角落。对于很多习惯于在办公室里努力工作的上班族来说，他们的日程从在高速公路上通勤，变成了穿着睡衣和毛茸茸的拖鞋从床前走上几步到书桌办公。

几个月以来，父母不再为了赶早上 7：30 的校车而焦头烂额，他们开始逐渐适应在家上网课的日常。人们烘焙面包，使用设备居家健身。孩子们起得更晚了，家里的氛围逐渐融洽。这就像孕期的第二阶段，情况逐渐向好：人们开始夸奖她在怀孕时依旧容光焕发，恶心的感觉没有那么严重了，她的睡眠质量也得以提升。新冠肺炎疫情暴发后的第一个夏天令人难忘，因为许多人重新找回了长时间丢失的睡眠，以及鲜活的梦境。

很多人开始习惯了晚睡的奢侈，重拾了疫情前的轻松和修复性的睡眠。我在患者、家人、朋友，乃至自己身上都见证了这一点。如果这场疫情有任何积极的影响，那恐怕也只有这一点。

我深深地明白，一线的医护人员、服务行业人员以及那些承受着更大压力（如付不起账单、生病或有熟人去世）的人，没能体验到这种奢侈。他们的睡眠也发生了变化，但不幸的是，是情况变得更糟了。

孕期第三阶段：2020 年 9—11 月

在孕期的第三阶段，焦虑水平不断攀升。孕妇对即将到来的分娩满怀紧张和不确定性，父母急急忙忙地布置婴儿的房间，孕妇经历的反流症状愈发严重。如果这还不算糟糕，孕妇还会因水肿和不适，再也睡不上一个好觉，更不用说深夜还得多次起夜。

置换到新冠肺炎疫情时期，尽管许多人宁愿继续在家工作，但还是不得不陆续重返工作岗位（这次是戴着口罩）。恐惧和压力水平一路飙升，死亡人数激增，越来越多的人痛失亲人或听闻认识的人失去至亲，疫苗的数据结果还没有出来，除此之外，大选还带来了一系列戏剧性事件。

我们还观察到"报复性熬夜"现象的激增。这代表着，尽管人们明知第二天会感到疲惫，但他们仍然愿意推迟睡眠时间，去做各种各样的事情。昼夜的界限开始变得模糊不清，越来越多的人将手伸向遥控器,而不是枕头,只为了可以在深夜观看最新热播剧,然后在第二天早上后悔不已。与此同时,很多人开始滥用安眠药,他们做的噩梦比以前多了。我们本就已经承受了太多的压力,以不健康的方式来应对这些压力,无疑是雪上加霜。形势似乎并未好转。

我们还失去了至关重要的昼夜节律提示,这些提示来自疫情前的大量户外活动。即:

- 由于不像过去那样与朋友见面,我们失去了社交提示;
- 由于整天在室内久坐不动,深夜疯狂追剧、翻阅社交媒体平台,我们失去了光线提示;
- 由于选择外卖而非在餐厅或与亲人共同用餐,或者无时无刻不在吃零食,我们失去了膳食提示。

这些至关重要的"睡眠—觉醒"信号协同工作,共同形成健康睡眠。然而,当我们失去了这些信号时,睡眠质量也会受到影响。当餐厅、商场、办公室、学校和边境被设限时,全球人类都被迫进入了大封锁状态。此时此刻,没有人意识到,这些日常的小信号对于保持长期健康的睡眠节律(更不用说还有心理健康),有多么重要。

实际上,我创造了一个缩写词来解释很多人此时的感受。他们都能感受到"五座大山"的重压(很多人现在仍有这样感觉),这五座大山代表:

- 财务压力（financial stress）；
- 情感压力（emotional stress）；
- 社交距离压力（distance from others stress）；
- 不可预知压力（unpredictability stress）；
- 个人发展与职业压力（personal and professional stress）。

毫无疑问，每个人的睡眠都受到了影响。当你被五座大山压得喘不过气时，睡眠怎么可能不受影响呢？

眨眼间，12月近在眼前。如果一切顺利，一个健康的妊娠周期在10个月后就会结束，留给新手父母一个可爱而暴躁的宝宝，虽然宝宝可能会整夜紧握双拳、号啕大哭。然而，在经历了9个月的疫情后，我们就没有那么幸运了，得到了一个截然不同的"新生儿"。

恭喜！我们迎来了一个新生的睡眠障碍

新术语进入睡眠词汇表并不常见。同时，我们也不常经历一个永无止境、肆虐全球的大流行疾病。但这正是2020年的"送子鹤"带给我们的新消息，让我们茫然而被迫地抱起了这个"新生儿"。

您可能已经对"新冠失眠症"（Coronasomnia）这个概念有所耳闻，甚至可能已经经历过了。这个睡眠障碍的命名，巧妙地将冠状病毒（corona）和失眠症（insomnia）这两个词组合了起来。自2020年中期以来，我在诊所接诊了许多相关病患。如今，新冠失眠症已经非常普遍，甚至我的亲朋好友都纷纷来寻求建议与对策。

> 新冠失眠症：由于新型冠状病毒大流行引发的压力、焦虑和不良的睡眠习惯，最终导致的失眠症。

值得注意的是，新冠失眠症是一场大流行病中的小流行病，即"双重流行"（tandemic）。在2020年之前，慢性睡眠不足早已是一个严峻问题。根据疾病预防控制中心的说法，这是一个"公共卫生问题"。然而，我们之前讲述过，新冠肺炎疫情导致的睡眠指针左移现象使更多人陷入了睡眠困难的窘境，让本就糟糕的现状雪上加霜。

那么，普通人患上新冠失眠症会是什么样子呢？在此，我将与您分享一些具有代表性的病例研究，以及应对这种病症的成功技巧。请记住，前两个案例中的患者并没有感染新型冠状病毒。随后，我会列举一位确实感染过的患者，并详细阐述愈后的"长新冠后遗症"将会导致怎样灾难性的失眠及神经衰弱，并解释我们是如何帮助她的。

案例研究 1：贾斯汀，30 多岁的职业球队视频编辑

贾斯汀在一支职业球队中担任视频编辑，这是一份令人钦

羡，同时要求十分严苛的工作。但当新冠肺炎疫情暴发时，贾斯汀发现自己的工作并不像预想的那样稳定。当时，他为另一支队伍效力，工作可谓顺遂。然而，新冠隔离让平静的生活化为乌有。可想而知，他和许多人一样，被解雇了。

现在贾斯汀失业了，只能长期居家。除了面对这件事带来的巨大压力，他还不得不面对疫情带来的重重挑战。他失去了日常的生活安排、社交生活、工作责任、23：00—6：00的健康睡眠习惯、每天的锻炼，等等。贾斯汀竭尽全力地寻找工作，却始终一无所获。没多久，他的进食时间就变得不再固定，睡眠很差，常常感到沮丧和焦虑。医生为他开具了安眠药。但当他来找我时，却表示自己不想再吃药了。更何况，药物对他也没有任何帮助。

几个月过去了，贾斯汀终于在一个新球队找到了工作。这对他的自尊、事业和人生目标来说，都是极佳的进展。但不幸的是，到这时，他不良的睡眠习惯已经定型了。现在，他拥有了一份不错的工作，却没能找回良好的睡眠。他发现自己1周中，有4天睡得很好，但其他3天则会静静地躺在床上，沉浸在可怕的、无边无际的失眠汪洋之中。贾斯汀实际的睡眠时间仅为应有睡眠时间的一半——难怪他会感觉如此糟糕！

因为失眠（尤其是"新冠失眠症"）往往出于心理原因，所以我为贾斯汀开具的"处方"主要涉及主要行为的变化，希望他能尽快停用安眠药。首先，我建议他晚上避免长时间暴露在光线下，尽量不要在临睡前近距离盯着明亮的屏幕看。考虑到他的工作性质，这个建议实施起来可能颇为困难。比赛往往要到晚上10点才结束，比赛结束后，贾斯汀经常要熬夜处理事后媒体事务，为教练剪辑比赛回放素材，等等。

我还要求他找到一种健康的方式来放松身心，采用我的"四重奏法"（four play method），来创建一个放松的睡前结构（请查阅第10章，以了解如何将此法应用于自己身上）。贾斯汀非常感谢我对他改善睡眠所提供的指导，并承诺尝试每一项建议。

对我来说，贾斯汀还是个新病例，但我知道他很快就会控制好自己的睡眠，并重新体验精力充沛的感觉。令人鼓舞的是，在采用了我推荐的方法之后，仅短短几天，他的状况就已经大有改善了。这对于我的（或任何一种）睡眠改善项目来说至关重要，因为这可以让更多的人接纳我的项目。几晚的高质量睡眠不仅可以激励你改变必要的生活方式，还可以帮助你树立信心，相信自己可以不断优化睡眠状态，重温那宁静而惬意的夜晚。

案例研究 2：布鲁克，46 岁的科学家

布鲁克是一家大型制药和研究公司的科学家。4年前，她因为严重的失眠问题前来问诊。布鲁克的病症堪称典型，她有睡眠障碍的常见家族病史。曾经，她被确诊为乳腺癌，随之而来的治疗给她的生活投下了阴影，睡眠障碍开始在她身上初现端倪。我为她引入了认知行为疗法，并努力减少她晚上的大脑亢

奋后,她便逐渐摆脱了镇静药物,重新体验到了安稳的睡眠。

然而,新冠肺炎疫情的暴发,再度将布鲁克带到了我的诊室。她长期控制良好的失眠症突然恶化,再次肆意破坏了她的睡眠。经过审慎分析,我发现她不仅被"五座大山"(财务压力、情感压力、社交距离压力、不可预知压力、个人发展及职业压力)的重压所困扰,还失去了日常生活中昼夜节律的信号(社交、光线和就餐时间)。她不再在办公室里繁忙地工作,而是转为100%居家远程办公,整日与计算机为伴。和许多人一样,布鲁克长期的生活规律被打破了,开始久坐不动,并过度暴露于电子屏幕下。加之疫情带来的不确定性和焦虑感,以及她天生自有的失眠倾向,我们见证了一场由新冠肺炎疫情引发的失眠灾难!

令人欣慰的是,布鲁克并未等待太久,就来寻求我的帮助。因为失眠问题若长时间得不到改善,治疗的难度便会加大。我要求她:

- 重新调整生活规律;
- 控制在电子屏幕的暴露时间;
- 在恰到好处的时间点安排三餐;
- 能出门时就出门;
- 晚上适时停止工作;
- 每天坚持锻炼身体;
- 短期内服用处方镇静剂。

这些事做起来并不复杂，但确实需要自律。当你因彻夜难眠而感到筋疲力尽、缺乏动力时，自律会变得格外困难。然而，几晚的良好睡眠经历足以激励你坚持下去。

处方药就像训练儿童骑行用到的辅助车轮一样，在使用处方药的同时，我们致力增强她的自然睡眠驱动，同时扫清种种障碍。没过多久，布鲁克就重新找回了平衡，再度掌握了骑"睡眠自行车"的诀窍。她的终极目标是完全不依赖药物，满怀自信地拥抱宁静的夜晚。

案例研究3：希玛，50多岁的跑步健将，同时也是"长期新冠肺炎"患者

2020年12月，在新冠疫苗获得紧急使用授权之前的某天清晨，希玛醒了过来，感觉非常不舒服。她的喉咙发烫，发起了高热，并伴有全身颤抖。她失去了味觉和嗅觉，开始咳嗽，呼吸也变得异常困难。希玛赶往医院，做了核酸检测，很快她的担忧得到了证实：新型冠状病毒阳性。

在此之前，希玛是一个健康而活跃的五旬女性，空闲时酷爱跑步，但新型冠状病毒让她在几个月间彻底挥别了自己的爱好。不仅如此，新型冠状病毒还剥夺了她的另一样东西：睡眠。

生病时，谁也别想睡个好觉，新冠肺炎的受害者也不例外。然而，即便患者从病毒的感染中逐渐恢复，感觉比此前好了一些，那令人难耐的咳嗽也往往会持续更长时间，比新冠肺

炎病程本身还要漫长。这种糟糕的情况在希玛身上得到了淋漓尽致的体现：她频频因夜间盗汗、呼吸困难和咳嗽而惊醒，此后便再难入睡。这种情况持续了数月，夜夜干扰她的睡眠。希玛情绪低落，身体不适。她不愿在空荡荡的夜里静悄悄地干躺在床上，盯着黑漆漆的天花板。于是，她开始在凌晨3点起床，做各种事情：叠衣服、清空洗碗机、做其他家务。最后，当她重返卧室时，疲态比之前更严重了。

经过一段漫长的时间，希玛的咳嗽终于好转了，但她的失眠问题却未得到解决。即便咳嗽止住了，那些重复了太多次的不健康睡眠模式也已经形成了习惯，挥之不去。这些持续行为构成了我在上文中提到的失眠"三P行为模式"。一旦形成"持续惯性"，只有打破错误的习惯，才能破解。

对于长期受新冠肺炎折磨的患者来说，这是一条艰难险阻的道路。因为人类对于这种疾病仍然知之甚少；而且病毒在不断地变异，人类对病毒的认识和治疗很难跟上它变异的速度。患者的感染状况千差万别，对病毒的反应也大相径庭，制定一个适用于所有人的解决方案并不现实。在很多情况下，我们还在磕磕绊绊地边学边做。我们明白，过往的大流行病曾导致过睡眠障碍。而如今，人类再度经此大疫，希望所有人都能保持警惕。纵观历史可以发现，人感染病毒后往往会出现更多的嗜睡和类似脑雾的神经症状，新型冠状病毒也不例外。2021年的一项研究发现，新型冠状病毒曾呈阳性的人群，患上睡眠问题的风险是阴性人群的3倍。人的"睡眠—清醒"节律由重要的大脑机制所控制，而研究表明，新型冠状病毒会损伤大脑。此外，阻塞性睡眠呼吸暂停综合征的患者将遭受更大风险：2020年的一项研究指出，他们感染新冠肺炎的概率是同龄人群的8倍之多。

希玛十分幸运，能够从久咳不愈中得到解脱。我对她采取了传统疗法。我仍然记得自己在办公室里撕下了一大张绘图纸，为她画出了我的"梦之床"计划（图8.1）。对我来说，这是一个与患者增进个性化关怀和体验的绝佳过程。当我用永久性记号笔为他们勾画出个人计划时，他们也更加投入。我相信，这也有助于患者直观地记住接下来的步骤。因此，我建议希玛：

- 遵循本书第10章中所介绍的"四重奏法"；
- 利用本书中探讨过的各种策略，在日间提高睡眠动力；
- 降低压力水平；
- 将时钟从床边挪走。

将时钟移出视线可谓点睛之笔！当你辗转难眠时，可能会下意识地查看时间，但这样做只会徒增焦虑，仿佛在进行"世界末日倒计时"。比方说，你盯着时钟，告诉自己："好吧，现在是凌晨4∶25。如果我能立刻成功睡着，那么离闹钟响还有2小时5分钟。"我们有时确实会这样做，甚至连我也不能免俗！然而，你必须抑制住这种冲动。这样做有害无益，对于睡眠医生来说就更糟。因为睡眠医生不仅会心算，还会下意识地将自

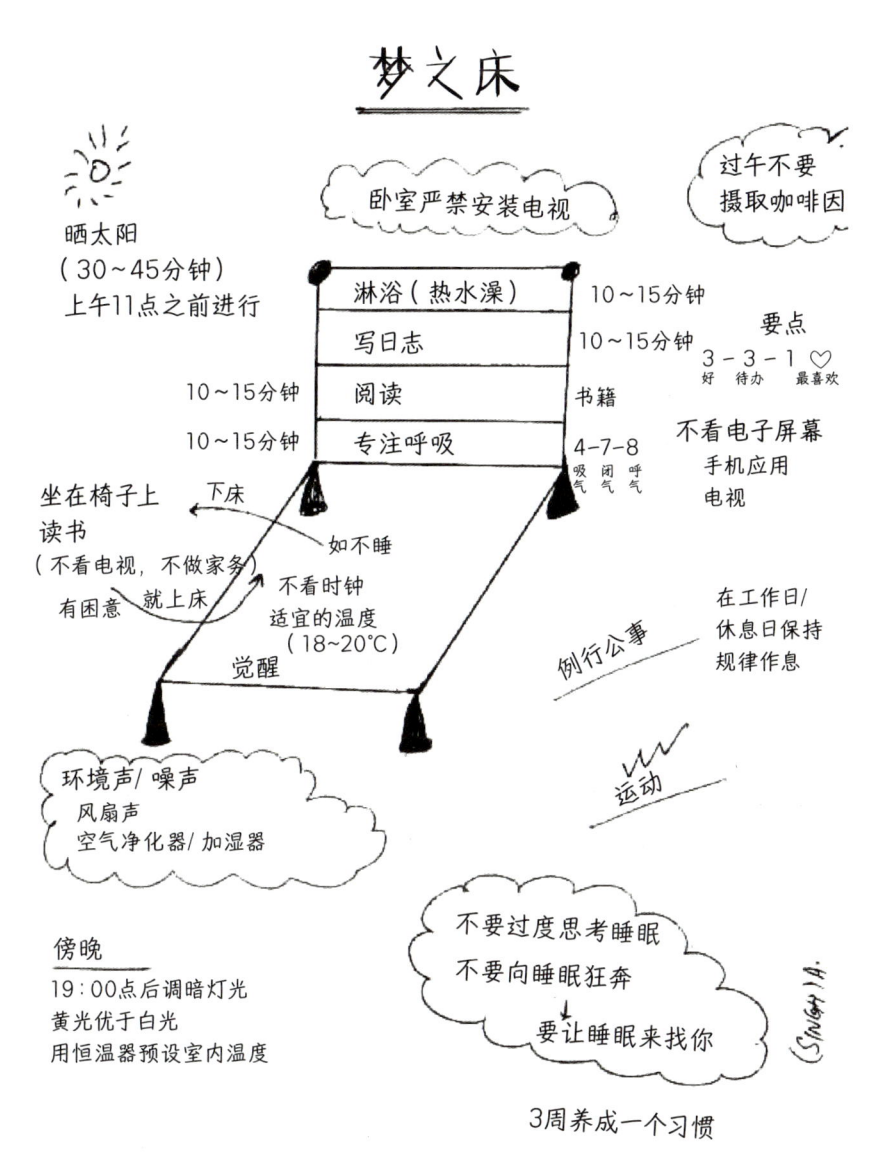

图 8.1 我为每位患者量身定制的"梦之床"印象图

注：希望本图可以帮助患者反思、理解并真正接受自己的新计划，从而切实提高睡眠质量。

己的睡眠周期分为三部分，试图估算出自己还能有多少快速眼动期睡眠！

良好的睡眠在很大程度上取决于自律——拥有遵循健康睡眠准则的意志力，塑造恰到好处的睡眠环境，以及遏制那些即时感觉良好但实际上却破坏睡眠品质的活动。幸运的是，一旦患者体验了一次高质量的睡眠，一而再再而三、周而复始……就会重拾信心，相信自己可以取得更大的成就。他们会意识到，自己对睡眠障碍并非束手无策。我很高兴地告诉大家，自希玛确诊新冠肺炎的一年以来，她严格遵循着制订的睡眠计划，停用了医生开具的助眠药。如今，她的睡眠质量已经恢复到了病前的水平。

希玛的睿智之处在于，在她的失眠症演变成"失眠仙人掌"之前，就及时寻求帮助。当你真的成了"失眠大师"时，"失眠仙人掌"就会长得又大又茁壮。一旦它深深地扎根，然后失眠的刺状、扁平的茎就会破土而出，不断地疯长。此时，你甚至不需要给它浇水，它依然生生不息，而你也肯定不想触碰它！若"失眠仙人掌"开始生长并成形，它将难以控制。如今，你糟糕的睡眠模式有了它自己的生命力，并再也难以驾驭。

我会为患者绘制方才提到的"梦之床"图纸，以此引起他们的关注，希望自己的患者永远不要成为"失眠大师"。当我能够有效遏制失眠的滋长，阻止它成长为一株完全成熟的"仙人掌"时，我感觉宛如一场成功的救援，也是我职业生涯中最有价值的一面。

睡眠与免疫的联系

虽然人们通常不会意识到这一点，但睡眠对免疫系统的日常维护至关重要。每天，当你在周遭环境中面临各种各样的细菌和病毒时，免疫力都不可或缺。请回想一下新冠肺炎疫情的第一年。彼时，人类还没有研发出疫苗，我们能靠什么自保呢？唯一的防线就是自身的免疫系统。尤其在最初的几周，人类被迫面对这种前所未有的新型病毒，并眼睁睁地看着它以指数级速度感染受害者。人类手无寸铁，谁的免疫系统最强，谁就能赢。

研究表明，睡眠不足会让普通感冒的风险增加4倍。同时，它也削弱了伤口愈合的能力。即使是疫苗，也要依靠人体的免疫系统，才能形成免疫力。研究表明，如果在接种前后保持充足的高质量睡眠，疫苗的效果就会更好。这一切无不向我们揭示一个深刻的真理：在任何一款解药问世之前，睡眠永远都是一剂隐藏的万能药。它适用于任何疾病，特别是病毒性疾病。睡眠每晚都在重新调节和维护人类的免疫系统，这是人体多么美妙的天赋。

在睡眠（此处，我指的是兼具量与质的睡眠）的前半段，身体会生成促炎性细胞因子（proinflammatory cytokines）。细胞因子是一种微小的蛋白质或肽，用于调节炎症反应、免疫反应以及造血过程。[1]

---

[1] 造血是指产生血细胞的过程，包括抵抗感染的白细胞——T细胞。

细胞因子是一种生性暴躁、攻击性极强的小分子,总是处于警戒状态,会攻击并杀灭细菌及任何形迹可疑的入侵者。当你生病时,免疫系统会制造更多细胞因子。这些"新兵们"忙碌地挥舞着武器,激发了人体的睡眠驱动力,让人在与疾病抗争时感到疲惫。你也可以把它们想象成小小的修剪器,会毫不留情地精确修剪掉所有侵入家园的野生枝丫和绿植。

那么,这些被剪除的残枝败叶又该如何清理呢?这就是睡眠后半段至关重要的原因。在这个关键时刻,大量的抗炎化学物质会席卷而来,兢兢业业地清理细胞因子留下的残局。它们强大而有效,能将一切打扫得纯净无瑕,让你的身体焕然一新。然而,如果没有获得充足的睡眠或睡眠遭到干扰,这种清理细菌的精细过程便会戛然而止,尴尬地停滞不前。留下的残局依然是一片狼藉,但时间不等人,新的一天还得照样过。

我希望大家都能学会珍爱睡眠,这也是我下一章即将讲述的重点。很多人对珍视睡眠的重要性所知甚少,经常自愿牺牲宝贵的睡眠时间。也有人认为自己已经适应了睡眠糟糕的现状,却讳疾忌医(注:你并没有)。在这个极为特殊的"后疫情时代",有一点尤为关键:如果您或您的亲人是长期新冠肺炎患者,且症状经久不愈,我强烈建议尽快接受睡眠障碍评估。这很可能成为康复之路上失落的一块拼图。

下一次,当您熬夜浏览社交媒体、多看一集电视剧、在午夜时分整理衣物或强撑着眼睛再多读一章内容时,请记住免疫系统真的很需要被忽视的那段睡眠,让睡眠也呈病毒式传播吧!

第9章　与睡眠重坠爱河

> 睡眠就像是命中注定的灵魂伴侣，此刻正在前方的某个转角苦苦寻觅着你。你是否做好了全身心的准备，等待并期待着被找到的那一刹那呢？
>
> —— 睡眠卫士

大多数人都喜欢睡觉，或者说至少是喜欢睡觉这个概念。想象度假时某个心旷神怡的清晨，当你从一场与现实无缝对接的美梦中醒来，在烹煮第一杯咖啡或茶之前，就已经全身心地感受到了良好睡眠带来的愉悦和满足。

然而，现实中的睡眠并不总是尽如人意。事实上，很多时候它甚至与预期相去甚远。若非如此，我们就不会需要睡眠研究员、睡眠科学家或像我这样的睡眠医生了。我会因没有患者而面临失业，步上截然不同的人生道路，如成为一名教育工作者，或者是音乐制作人。对我来说，无论是业余时间创作音乐，还是在多导睡眠图上追踪大脑状态和呼吸模式，生活中的一切都与寻找节奏有关。

在这个快节奏、以屏幕为中心的现代世界里，有太多人最终与睡眠这个自然、温和、治愈的过程脱节了。睡眠本应无比直观，但它需要时间，而现代人所缺乏的（或者自认为缺乏的）恰恰是时间。当你因工作、社交生活和那些迫不及待要追更的网剧而疲于奔命时，睡眠似乎是那么不合时宜。因此，即便我们再怎么不想承认，睡眠也经常被嫌弃地推到一边。最终，你在大多数夜晚辗转反侧，忘记了自己曾经喜欢过睡觉；与此同时，可能还有一瓶让人踏实的安眠药滚落在床头柜里。

当我与患者合作，共同致力改善他们的睡眠时，我要求他们牢记的重中之重，就是在日常生活中优先考虑睡眠。这不仅意味着要为睡眠腾出时间，还代表了行为方式的调整。我请他们（现在也邀请您）每晚为我的"四重奏法"预留大约1小时的时间。您将在下一章中了解这一方法。这不是一场激情四射、来得快去得也快的短暂冲动，而是一场情比金坚的终身承诺。

当你热爱某件事情时，对变化的接受度就会更高。"爱"会激励你做得更好。当你热爱某件事物（请记住，口说无凭，爱是一个代表"行动"的词汇）：

- 你会优先考虑它；
- 你甘愿为它做出牺牲；
- 你期待它；
- 你渴望它；
- 你会主动为它腾出时间；
- 这一切水到渠成；
- 它能激发你的最佳状态；

- 让你露出微笑；
- 让你容光焕发。

我接诊的许多患者已经失去了对睡眠最初的那份喜欢，他们不喜欢睡眠，不再期待它；睡眠再也不能带给他们舒适的感觉；因此，他们对睡眠心生畏惧。也许他们难以入眠，也许他们饱受失眠之苦，也许他们伴侣打鼾的声音如同货运火车般响亮。睡眠已经给他们留下了根深蒂固的负面印象。他们总是睡不好，或是感到疲惫，并习惯了这种低标准的"新常态"。而帮助他们回到曾经的状态，就是我介入的目的。因为当下并不是他们想要的状态，每个人都希望重新找回记忆中的那种美好睡眠。

每个人都可以改善自己与睡眠的关系，无论他们面临怎样的处境、多大的挑战，或存在哪些疑虑（详情请参阅见下一页的"五大睡眠障碍"）。无论处境如何，人永远有进步的空间。即使你认为自己的睡眠质量已经很好了，也可以（而且应该）将它提高一个档次。这样即便未来到了困难时期，也可以保持一贯的高品质。我们每个人都有潜力再次爱上（或至少真的喜欢上）睡眠。

扫清睡眠障碍

教会人们重新爱上睡眠非常重要，本书已列举了很多原因，更不用说一个人尽皆知的真相：活着就意味着每天晚上都要睡觉。人的一生都离不开睡眠，既然如此，还不如赶紧变成个中高手！

对于有不健康睡眠史的人来说，重新定义那些令人焦虑的负面体验，并寻求可靠的解决方案，不失为一种有用的选择。而对于那些饱受睡眠障碍困扰的人来说，找出问题所在并加以解决，宛如一盏明灯，能指引他们寻得真正的轻松与心安。

秘诀在于，有睡眠问题的人一旦体验了一次奢侈而美好的睡眠，就会紧跟着体验下一次，应声而倒的多米诺骨牌效应将激励他们追求（并实现）更多优质睡眠。

五大睡眠障碍[①]：

- 行为诱发（自我造成的）睡眠不足，也就是不给自己好好睡觉的机会；
- 失眠；
- 打鼾/睡眠呼吸暂停综合征；
- 不宁腿综合征（restless legs syndrome，RLS）；
- 嗜睡症和生物钟问题。

如果你像我一样，有幸帮助过7000余名患者，你就会听过不计其数有关睡眠的固有观念、误区（本章后续会详细介绍）

---

① 此清单是基于我多年临床经验的个人观点。

与借口。这些错误观念常常会阻碍人们获得良好的睡眠。根深蒂固的睡眠观念固然很难改变，但也并非不可能改变。我曾多次亲眼见证：一旦人们学会构建自己与睡眠的关系，睡眠就会茁壮成长。

下面，我们就来看看，多年以来我是如何带领众多患者重塑各种睡眠观念，从而让他们获得最佳睡眠的。想象一下这样的场景：一名患者走进我的办公室，坐下来，然后说："但是辛格医生……"

问题1：我睡着后丑态百出

我的使命是告诉患者，不必再过这样生活，我完全有能力提供帮助。迄今为止，我遇到的令人印象最深刻的病例之一是66岁的沃尔特。他是一个和善的人，在睡觉时出现了一个奇特且非常影响休息的情况——夜间打嗝（在睡着后打嗝）。事实上，这一现象在医学文献中尚属首次出现，因此引起了我的浓厚兴趣。于是，我与同事共同撰写了一篇关于这种新型病例的研究论文。[1]他的妻子向我描述，每天晚上，沃尔特都能安稳入睡，然后会突然开始喘不过气，在随后的一整夜开始频繁打嗝，无法控制。这种情况着实令人难以忍受，以致她现在不得不搬到另一个房间睡觉。她向我保证，这种情况从

---

[1] Abhinav S, et al. Nocto-Crypto-Eructo: A Rare Case of Persistent Nocturnal Eructation Treated with PAP Therapy for Obstructive Sleep Apnea: A Case Report［R］. Annals of Sleep Medicine 3［2021-5-5］.

未在白天发生，是夜间独有的。在求助我之前，他尝试了所有能想到的办法：用枕头垫高头部、坐着睡觉、服用抗生素和一种增加肠道蠕动的药物——甲氧氯普胺（metoclopramide）、服用质子泵抑制剂［通常用于治疗胃酸逆流和胃食管返流病（gastroesophageal reflux disease，GERD）］、做了胆囊超声以及内窥镜检查等，但都无济于事。迄今为止，还没有人能解开这个谜团。

由于患者有打鼾史，且白天嗜睡，于是我们利用多导睡眠图观测他夜间的睡眠状况。结果显示，他患有中度的阻塞性睡眠呼吸暂停综合征。当晚，我们即刻为他开展了CPAP治疗。4周内，根据患者及其妻子的反馈，他夜间打嗝的问题得到了全面且彻底的解决，至今未再发作。沃尔特还在坚持治疗，每年来找我复诊时，他的脸上都带着笑容。

试想，如果沃尔特没有坚持进行睡眠检查，余生将会蒙受多大的苦难。而如今，他满怀期待地进入梦乡，再也不用担心打扰到妻子了。许多人并没意识到，真正的睡眠障碍不仅侵蚀他们的睡眠，同时也在破坏他们的生活。这个病例研究还说明，睡眠呼吸暂停综合征有时会以不同寻常的方式呈现，需要引起我们的高度警觉。

对于我的另一位严重的睡眠呼吸暂停综合征患者卢克来说，由于他不能忍受CPAP呼吸机而未得到有效治疗，导致他在睡眠中无意识地复现暴力的梦境。这对患者来说不仅是尴尬的，更是危险的。这位40岁的工人醒来时，赫然发现墙壁上有个大坑，脸上还有淤青及抓痕。更糟的是，他有时会在睡梦中无意识地打到自己的妻子！由于睡眠质量太差，他丢了工作，睡在一个空荡荡的房间里，婚姻也岌岌可危。卢克累得几乎睁不开眼睛，就诊时，他一屁股瘫坐在我办公室的椅子上，在问诊过程中昏昏欲睡。

我为他的勇气感到欣慰，他克服了对疾病的恐惧，来找到了我。确定了相应的睡眠呼吸暂停综合征治疗方案之后，通过使用压力更高的双水平PAP，我们大大减缓了他的症状。不久后，卢克高兴地告诉我们，他找到了新工作，并与妻子再次同床共枕，生活重现甜蜜。

希望这则故事能予人安慰，让人不必为特定的睡眠问题而感到尴尬或羞耻。您的医生早已经见识过形形色色的状况，并具备伸出援手的力量。

问题2：CPAP太笨重，也不舒服，我应该不需要吧

如果你患有睡眠呼吸暂停综合征，不用怀疑，治疗已刻不容缓！人们普遍认为CPAP形态笨重，声音嘈杂。患者总是告诉我："不行，实在是无法忍受。"但现代的CPAP技术已历经40年的革新，现今市面上有超过150种型号可供选择。我们甚至不再称它们为面罩。它们就像牛仔裤，走进任何一家牛仔裤店，都可以随心所欲地挑选款式。或者，您可以将其看作高定鞋子和手提包。正如我的导师、西北大学的肺部与睡眠医学博士丽莎·沃尔夫博士所精辟地指出的，每年春秋都有新款推出。在

医生的指导下，患者会找到最适合自己的那一款。一旦选到了适合自己的款式，就能在晚上体验到更高质量的睡眠，白天也会更加精神焕发。每每回想起此事，可能都不知道自己为什么要等这么久，才下定决心享受如此美妙的睡眠。

我真的很想向我的患者强调，现在用来治疗睡眠呼吸暂停的技术与您心中所想的大不相同。你甚至可能不需要使用CPAP呼吸机：治疗睡眠呼吸暂停的其他策略有口腔矫正器、姿势矫正器和鼻腔通道改进法（通过手术或药物），具体方式视患者的具体情况而定。最佳的做法是咨询医生，寻求最适合自己的解决方案。

问题3：我没有睡眠问题

对于那些睡眠质量明显不佳的人来说，"否认"似乎是一种甜蜜的误解。我已经遇到过数百次同样的情况了，这甚至激励我开发了并不那么官方的"辛格三重标志"测试。实际上，如果坐在我面前的患者符合以下3点，那么我敢断言，他们肯定面临着睡眠障碍，而且等待他们的将是成功的治疗：

- 辛格标志1：他声称，哦，我很好。是另一半让我来的；
- 辛格标志2：患者配偶也参加了这次面诊；
- 辛格标志3：患者配偶已经填好了所有文件，而患者本人却对自己为何会出现在诊所感到困惑。

以下是接下来发生的情况：配偶抱怨患者打鼾，但该患者予以否认，或表示情况没那么严重。但是，由于他完美命中了3个"辛格标志"，我将不由分说地对患者进行睡眠检查，并确认该患者有睡眠呼吸暂停综合征。接下来，我满怀信心地期待患者接受治疗，并重获新生，因为他已经得到了配偶的支持和鼓励。顺便说一下，现在这个患者重新与睡眠坠入了情网，还可能为自己的伴侣增添了几年的寿命。

问题4：睡眠追踪器显示我没有进入深度睡眠。救命！我会得痴呆症的

尽管睡眠追踪器在许多方面都很有帮助，但它们还没有完全达到预期的效果。深度睡眠的数据准确性仍有待验证。令人担忧的是，很多关注睡眠追踪器的爱好者后来患上了睡眠矫正症（orthosomnia）。睡眠矫正症由犹他大学的行为睡眠医学专家凯莉·巴伦博士首创，是一种由于对完美睡眠痴迷到了极致，以致整夜担心追踪器的数据而辗转难眠的病症。

我注意到，这个问题在年轻患者中更为普遍，他们是在高科技熏陶下成长起来的一代人。我常跟他们说："你醒来后感觉精神焕发吗？如果你的睡眠时间足够充裕，大脑会自动启动调节深度睡眠的比例。"只要有合适的机会，大自然完全有能力决定正确的比例，就像从来不曾有人说："哦，我觉得杯子里的水不够湿。"

睡眠追踪器最大优势在于，它是一个很好的睡眠话题切入

点。从目前的情况来看，除了你本身已知的状况（如睡得更少了），追踪器可能无法告诉你更多有效的睡眠信息；而且它其实无法轻易改变人的实质行为，或帮人突然获得更好的睡眠，不是吗？尽管如此，追踪器的前景仍然值得期许，我将在第11章中详细地讨论睡眠与科技的交汇点，以及未来的种种可能性。

问题5：我已经开启了蓝光过滤模式，现在就万事大吉了，对吗

夜间模式和蓝光过滤模式有助于降低整体的光线强度，但就屏幕而言，光线仅仅是影响睡眠内驱力的众多因素之一；而屏幕上的内容则是另一个因素：如果你正在观看令人兴奋、恐惧、有趣或暴力的内容，大脑就会持续被激活，睡眠内驱力也随之减弱。此外，长时间凝视电子屏幕，还会引发严重的视觉疲劳。我经常告诉患者，在睡前盯着屏幕放松时，仍然需要保持警觉。

问题6：我在半夜一醒，就再也睡不着了

我知道，在那些艰难、黑暗的时刻，重新入睡看起来是个不可能完成的任务（唉，有时的确如此）。然而，你越是铆足了劲，试图强迫自己重新沉睡，"睡眠之轮"就越是在泥地里深陷、寸步难移。

下次再发生这种情况时，不妨换个思路，尝试以下策略：

- 半夜醒来时，避免查看时间。如果手机距离床的位置有超

过1.5米，这会更容易做到。

- 尝试4—5—6呼吸法：吸气4秒，屏息5秒，呼气6秒。一个呼吸周期共计15秒。重复这个过程，直到产生困意。这种专注的呼吸练习可以帮助你放慢节奏，让身体和精神重归睡眠的怀抱。
- 专注于呼吸模式。设计这种呼吸模式是为了放慢节奏，稳定心态，避免意识飘忽不定，或沉浸在某种（如令人焦虑的）思绪中。想想看，有哪个天才能在凌晨2点失眠时，切实地解决问题呢？
- 如果这样还不奏效，那就离开床，坐到椅子上读读书。再次强调，不要查看时间，不要查阅电子邮件，不要做家务，不要开灯（除了一盏小阅读灯）。如果时间尚早，你会开始感到昏昏欲睡。此时，回到温暖的床上，闭上眼睛，静待睡眠悄然降临即可。
- 第二天，一定要使用本书中介绍的策略，来增强睡眠内驱力。

请记住，处理反复发作的失眠问题需要时间，改变与改善并非一蹴而就。要惬意而耐心地步入睡眠之池，而不是飞身一跃，跳进睡眠的汪洋，引得水花四溅。我经常告诉患者，如果他们能连续几晚保持良好的睡眠，就会收获更多的信心，缓解与睡眠相关的负面联想，最终重新对睡眠充满期待。如果你感到自己面对的问题难以逾越，比如已升级成"睡眠恐惧症"，即在临睡时感到极度恐惧，建议您向医生寻求帮助。

问题7：没有人能帮我解决睡眠问题

的确，有些问题格外棘手，但我总想努力为患者找到一个有效的治疗方案。马克就是其中一名患者，您应该已经在引言中认识了他。由于难以忍受治疗严重睡眠呼吸暂停所用的CPAP或双水平PAP设备，马克已经整整15年不得安睡了。尽管经过多次睡眠研究、几轮手术（修复鼻中隔偏曲，并切除鼻子和上颚的部分组织），并接受了3名睡眠医生的悉心诊疗，他的问题似乎始终无解。山穷水尽的马克不惜跨越城市，专程向第4个睡眠医生——也就是我寻求帮助。或许，早已历经重重挫折的马克，也曾对我能否真正地帮他解决问题感到疑虑，这更令我感到自己肩负的责任之重大。

幸运的是，我开局就掌握了一些优势。由于马克以前尝试的策略已经清晰可见，我也明白了哪些方法是行不通的。在知晓曾经失败策略的基础上，我意识到不能走寻常路。在深入的评估和交谈中，我也了解到了马克的日常情况：持续打鼾、睡眠困难、白天嗜睡、夜间呼吸暂停、使用鼻喷雾等。然后，一个细节引起了我的注意。马克说，他是一名游泳爱好者。游泳的人往往比普通人的呼吸更为缓慢，游泳运动员比常人的呼吸要慢。因为他们习惯于长时间屏住呼吸，所以呼吸、吐气的时间往往更长。也许这正是破局的利器。

深受启发的我迅速开展工作，开始调整双水平PAP设备的高级设置（这通常不用于治疗阻塞性睡眠呼吸暂停综合征）。我让马克戴上设备，在检查台上进行了短暂的"PAP小憩"。在这个过程中，我根据他的独特呼吸模式进行了细致的手动调整。几周后，马克带着设备回家继续尝试，并定期回诊。经过3次诊断，我终于找到了理想的设备设置。如今，他已不再依赖鼻喷雾，而是依赖他的双水平PAP设备进入梦乡，并重新爱上了睡眠。

这例睡眠呼吸暂停综合征给我们的启示是：每个病例都是独一无二的。有时，抽丝剥茧、深入挖掘患者的病史，能够揭示出此前一直被忽略的重要线索。在这种情况下，解开谜团的金钥匙是，马克是一个热爱游泳的人。

如何不依赖药物爱上自然睡眠……

热爱睡眠的一部分，意味着要重新认知和记忆自然睡眠的感觉。当你习惯于借助助眠药入睡时，这一任务便显得格外艰巨。然而，正如健康的饮食习惯需要时间来养成，稳固的人际关系需要时间来建立一样……培养健康的睡眠习惯也并非一蹴而就。

这样的理念与我们所生活在的"即时满足社会"背道而驰。每个人都想得到自己渴望的东西，而且想要立即就得到，对待睡眠问题的态度亦如是。患者们急于求成，希望寻求最快的解决之道：大夫，有没有一颗灵丹妙药能让我一秒解决睡眠问题？医生通常认为自己有义务解决患者的所有问题，这是医者仁心的理念。不幸的是，在现行的体制下，并没有真正鼓励那些缓慢而耐心的长期策略；相反，它奖励的是迅速的消费行为。

2018年,《消费者报告》称,80%的美国人每周至少会遭受一晚的睡眠困难。正如我们在上一章中所了解到的,新冠肺炎疫情让我们本就糟糕的睡眠问题进一步恶化了。美国睡眠医学学会在2021年的一项调查中发现,自新冠肺炎疫情暴发以来,有56%的受访者称自己饱受睡眠障碍的困扰。《消费者报告》的调研则显示,美国人在2015年花费了410亿美元(是的,上百亿!)在助眠药上。

显然,人们偏爱用药物来掩盖失眠问题。而我们讨论的不是偶尔的短期失眠——许多患者希望长期甚至永远依赖药物。加工睡眠就像加工食品一样,感觉如何呢?挺好的吧?但长远来看好吗?其实不好。可悲的是,我们的文化被"药丸文化"所充斥。但事实是,如果更多的失眠患者选择在医生的指导下探索行为疗法,很可能会更好、更持久地改善睡眠问题。

印度的情况有些不同,这是我在2021年回国探亲时注意到的一个差异。我自己也遇到了一些时差问题,因为从印第安纳波利斯飞到新德里几乎要花费一整天。于是,我走进一家商店,打算购买一些褪黑素。而药剂师看我的眼神,就像我要买鸦片或违禁品一样!他厌恶地说:"那是安眠药。我们这里不卖!"

在印度,严肃地看待睡眠问题是一种文化。人们从不对此掉以轻心,而是更多地将睡眠问题视为焦虑症或情绪障碍的一部分。在美国,你可以在任何一家药店或便利店的货架上轻易地找到褪黑素,而且店员也不会在你试图购买时施以嘲笑。相比之下，在印度，我辗转了4家不同的药店，才终于找到肯卖给我一些褪黑素的药剂师。幸运的是，我最终买到了急需的褪黑素，并在短期内通过低剂量的使用，迅速克服了时差的困扰。

人们服用助眠药是因为它们有效果，就像在一个人食不果腹时，吃糖也能提供临时能量一样。但正如我不会推荐每天早晚都吃糖霜面包一样，如果你发现自己每周有3晚以上，且持续了3个多月要依赖助眠药才能入睡（即临床上定义的失眠），那么此时，就必须与睡眠医生或专业人士好好谈谈了。还记得我在前几页提到的"失眠仙人掌"吗？没有人希望变成失眠专家，也没有人希望那株"仙人掌"茁壮成长。况且，偏离自然之道，依赖药物睡眠，终将会带来更多困扰。

在我为成千上万患者治疗的过程中，以下这些帮助睡眠的药物广受欢迎，有些可能就在你的药箱里。

褪黑素

在美国，褪黑素并非处方药，但在一些国家却是处方药。褪黑素对治疗失眠有效，潜在的副作用风险较小，因此我会在必要时，为患者开短期的小剂量处方。随着年龄的增长，大脑中的松果体会减少褪黑素的分泌。因此，老年人可能会发现，服用褪黑素有助于改善睡眠。然而，关于长期使用褪黑素的效果仅有少量研究。你可以将褪黑素视为午餐的开餐铃声，而非午餐本身。午餐铃能解决饥饿感吗？不能。敲得更响（即服用更多褪黑素），并不意味着饱腹感提升。

💤 处方镇静催眠药

市面上有许多处方助眠药。例如，唑吡坦（Ambien）是一款间歇性使用的镇静剂，以我之见，推荐短期使用，特别适用于应对急性压力。在20世纪90年代，唑吡坦因能有效地抵御失眠、且不像地西泮（Valium）或阿普唑仑（Xanax）那样容易形成依赖，而备受追捧。尽管如此，患者若不恰当地使用唑吡坦，仍可能对其产生依赖性，唑吡坦绝不应长期或大剂量服用。如今，20年过去了，我们发现一些患者在服用唑吡坦或类似药物后，表现出了一些不寻常的行为。例如，醒来时被子上沾满了爆米花和融化的冰激凌，或是发现自己辗转到了房间的另一个角落，抑或看见冰箱门莫名大敞着。

大家可能还记得我在本书引言中提到的薇薇安，她服用了羟基安定（temazepam），通用名为替马西泮（Restoril），来治疗失眠症。这是另一种镇静催眠处方药。替马西泮与唑吡坦不同，但两者都属于镇静剂。随着薇薇安失眠症的恶化，由于误以为此种药物能够帮助自己更好地入睡，她服用了过量的替马西泮，导致药物诱发的睡眠障碍：在睡梦中，她不知不觉地网购了价值7000美元的克里斯提·鲁布托（Christian Louboutin）品牌设计鞋，那双鞋甚至还不是她的尺码！简直匪夷所思。幸运的是，通过行为疗法、换了镇静剂以及改变了使用剂量，她的失眠症（以及她的银行账户）最终得到了控制。

同样，阿普唑仑和氯硝西泮（Klonopin）等抗焦虑药物也属于同一类别。受控药物可能会导致依赖，而我接触到的许多病例都需要专业医生的帮助，才能停用此类药物。有时是因为医生不建议长期服用这类药物，有时是因为患者了解到药物可能会带来副作用，而产生了停药的意愿。从唑吡坦到阿普唑仑，如果你在没有感受到压力的日常中，仍需要依赖处方药物才能入睡，希望本书能够启发您与医生进一步交流，探索除药物外的睡眠障碍解决方案。

非处方药物

泰诺安（Tylenol PM）和多西拉敏（Unisom）这样的组胺拮抗剂非常受欢迎，但我不推荐每晚长期服用，尤其是老年人应更为谨慎。这类药物的副作用很多，包括嗜睡、头晕和协调能力下降。此外，长期使用此药还可能导致耐药性。

四氢大麻酚（tetrahydrocannabinol, THC）/ 大麻二酚（cannabidiol, CBD）

一些已发表的论文也论述了关于这些药物对睡眠的影响。相关的前沿研究依然充满争议。但从初步结果来看，这些药物并非长期服用的助眠佳选。目前，我个人的建议是寻求其他更安全、更有效的替代方案。

缬草根

数千年来，人们一直将缬草作为镇静剂使用，用于减轻焦虑、改善睡眠。尽管这种使用方法的历史源远流长，但关于缬草的安全性的研究和数据尚且不多。一些研究显示，大多数人服用缬草根不会产生不良的副作用。然而，也有一些研究发现了一系列潜在的副作用，包括胃部不适、药物相互作用、头痛、心率变化、不安感以及失眠，甚至有可能在罕见情况下导致肝功能衰竭等。因此，对于慢性失眠症患者和有肝脏问题的人来说，不建议使用缬草根。

应该让药物成为改善睡眠的最终站，而不是首选。话虽如此，但我是一个实用主义者，在我看来，所有药物都具有短期使用的价值。经历了职业生涯的风风雨雨，我不再是那个刚毕业时初出茅庐且毫无人情味的严苛教官了。我见过了波澜壮阔的大世面，学会了更加实际的处世之道。说到底，能睡总比不睡好！

即便如此，我仍然建议每个人都要谨慎考虑依赖药物来改善睡眠的长期风险与好处。睡眠药就像是在学骑自行车时多出来的两个辅助轮，起初它们可以防止你摔倒，帮助你学会骑车。但它们永远不能替代双腿，为你蹬车前行——终有一天，你需要将它们摒弃。

这个过程绝非易事，但我可以向你保证，我已经成功地帮助众多失眠患者戒掉了他们的睡眠药物，并引导他们找回了自然入睡的能力。如果你发现自己习惯性地拿起安眠药瓶，那么是时候跟医生好好谈谈了。当你还在襁褓中时，可没有人教过你如何入睡，如今的你，也本不该为此服用药物。

🔲 揭穿普遍的睡眠误区

当睡眠误区在人群中广泛传播时（例如，吃一粒安眠药帮助入睡没什么大不了的），常常预示着3个不妙的现象：首先，他们的睡眠质量显然不理想；其次，他们很可能已经失去了对睡眠的热爱；最后，他们正在以多种方式损害自己的健康。

如果错误的观念干扰了你获得最佳睡眠的能力，你就不可能处于最佳睡眠状态。请检视以下几个常见的睡眠误区，看看它们是否似曾相识。请记住，做出积极的改变，永远都为时未晚！

误区1：我只需要喝点威士忌，就能睡个好觉

现实：酒精确实可以让人放松，但却对睡眠质量有着负面影响。酒后睡眠就像是在布满荆棘的床上沉睡，前半夜可能如同沐浴在玫瑰花瓣中；但2小时后，当你穿越了层层花瓣，荆棘的刺痛就会令你苦不堪言。此外，它还可能导致你的打鼾声增大，次日醒来时还可能伴有宿醉的不适。如果你经常依靠酒精入睡，可能会形成习惯，甚至忘记健康睡眠的真正感觉。

误区2：我不需要太多睡眠，6小时对我来说就足够了

现实：每个人都需要至少7小时，甚至8小时的睡眠，才能体验到本书展示的所有睡眠益处，让身体得到充分而有效的恢复。后期的深度睡眠对加强记忆力、构筑健全的免疫系统等方

面都大有裨益。如果你只睡6小时，却仍感觉"良好"，那么背后的真相是：你只是适应了较短的睡眠时间，且这已经对你的健康造成了损害。长此以往，你很可能会因自己所采取的行为，而不得不偿还睡眠贷款的高利贷——以未来某天突如其来的健康问题为代价。

误区3：死后自会长眠（正如邦·乔维所述）

现实：你希望那一刻是早日到来，还是尽可能推迟？睡眠不足会增加全因死亡率，而未经治疗的阻塞性睡眠呼吸暂停综合征可能会让人少活7~10年。随着年龄的增长，一个人如果持续积累睡眠债务，老年时的生活品质也会受到严重影响。所有关于睡眠的研究都指向一个不容忽视的事实，睡眠不足可能会让你更快地走向那个最终的"归宿"。这不仅意味着时间上的缩短，还包括生活品质的降低。

误区4：我周末再补觉

现实：遗憾的是，睡眠的工作原理并非如此。失去的睡眠宛如逝去的河水，再难复还。回想一下我在书的前半部分所做的比喻，你在一周的5个晚上忽视睡眠时所做的坏事，就像是在坑坑洼洼的路上驾车。即使在周末获得了最佳的睡眠，前几天对爱车（即你的身体）造成的损伤仍然无法磨灭。没有人能够将已经造成的损伤"一笔勾销"。只需要简单地算明白一笔账：如果每晚少睡2小时，累计5晚，即便你试图在周末每晚多睡

2～3小时,无论是从数学角度,还是从(最重要的)生物学角度来看,睡眠时间仍然是不足的。

误区5:基因注定了我就是个睡眠质量差的人,我也没办法

现实:每个人都可以学会如何改善睡眠,包括那些天生带有失眠遗传倾向的失眠症患者。我坚信,通过恰当的行为矫正和持之以恒的努力,每个人都可以掌握更好睡眠的方法。

误区6:白天打盹对身体不好

现实:尽管"打盹"这个词通常与婴儿和幼儿的行为联系在一起,但在下午早些时候进行快速"充电",正是你的身体和大脑所需要的,以便更加轻松地度过接下来的时光。15～20分钟的安静小憩会让你感觉更加朝气蓬勃、思维敏捷且更加有耐心。

误区7:我睡眠特好,脑袋一沾枕头就能睡着

现实:这乍一听像是值得炫耀的本领,但倒头就睡,其实是睡眠不足的重要迹象之一。当你能以迅雷不及掩耳之势睡着时,意味着身体正在拼命告诫你必须赶紧多睡一会。下一章中的小贴士应该能帮助你重归正轨!

误区8:我又不胖,怎么可能有睡眠呼吸暂停综合征

现实:我们在各类人群中都能看到睡眠呼吸暂停的现象:无论是男性还是女性,瘦弱的还是超重的,年轻的还是年长

的。如果出现了如打鼾、呼吸中断、睡眠不安、过度嗜睡或日间疲劳等症状，最好尽快接受检查。揭示这种时长"隐匿"睡眠障碍的唯一方法，就是及时接受睡眠检查（也可以在家中进行），以量化你睡眠时的呼吸中断或暂停情况。

让我们更深入地了解一下睡眠呼吸暂停综合征。睡眠呼吸暂停综合征患者的特别之处在于，他们往往是因为其他原因才来找我问诊，比如，他们自述轻微打鼾，或白天嗜睡，或是根据心脏医生的建议，或是因为工作要求而进行相关筛查；与此同时，他们坚信自己的睡眠很好。一经确诊（他们通常会大吃一惊），我们就可以制定一个治疗方案，不仅能改善睡眠，还有希望解决其他相关的健康问题，如胃液反流、口干、晨起头痛、日间嗜睡以及血压问题。对于重症病例，得当的治疗还可以降低心脏病、中风以及长期心血管疾病的发病风险。另外，还有一个额外的好处：一旦患者在治疗后体验到了最佳睡眠，他们会感觉精神焕发，意识到自己曾经错过了什么，并更加享受睡眠的乐趣。此时的他们简直不敢相信自己长期以来，一直在忍受如此严重的睡眠不足问题！

睡眠呼吸暂停综合征：一段过于艰巨的旅程

对于睡眠呼吸暂停综合征患者来说，接受并积极配合治疗方案有时是一段艰难的旅程，这经常需要医生的耐心规劝。我将与大家分享一个鼓励患者配合治疗计划的小妙招。面对这样的诊断，患者通常会感到不悦，甚至可能无法理解不接受治疗的严重后果。我的劝说通常是这样的：打鼾和睡眠呼吸暂停综合征就如同道路上的坑坑洼洼。它们很常见吗？是的，很常见。但你想让爱车每天都颠簸在这样凹凸不平的路面上吗？当然不。然而，如果你一遍又一遍地陷进坑里，爱车就会受损。这里被撞得凸起了一块，那里陷进一个大坑，一次两次尚能勉力为之。但如果你的每次行驶都遇到这些障碍，每小时撞20次或30次，这无论如何都会伤及车辆的根本。人体亦如是。

如今，你早已驶过了数百甚至数千个坑洼。你将从睡眠障碍那丰富的菜单上点一道又一道前菜，但这可不是你想参加的美好晚宴：

- 白天更加嗜睡；
- 难以集中注意力；
- 记忆力衰退；
- 焦虑；
- 抑郁；
- 生活质量下降；
- 胃灼热；
- 反流；
- 口干；
- 人际关系紧张；
- 被打跑的沙发侠；

- 胰岛素抵抗；
- 食欲失调；
- 体重增加；
- 患糖尿病风险升高；
- 性功能障碍；
- 性欲减退；
- 男性勃起功能障碍；
- 免疫力下降（感染风险增加，对疫苗的反应减弱）。

最佳止鼾秘诀

我在本书中谈了大量关于睡眠呼吸暂停综合征的问题，但是打鼾并不意味着一定要使用 CPAP 呼吸机。以下是一些非CPAP替代方案，能够解决部分打鼾问题。请务必先与您的睡眠医生沟通，再找到最适合自己的解决方案。

- 邦戈经鼻正压医疗器械（Bongo Rx EPAP）：这种小型设备被称为"鼻枕"，可放入鼻孔，帮助你正常呼吸、停止打鼾。
- 舌肌刺激阻塞性睡眠呼吸暂停综合征医疗器械（eXciteOSA）：该产品是一种"日间治疗产品"（在患者清醒时使用），能刺激、增强舌头部位的肌肉，防止入睡后打鼾。

- 口腔矫正器：通过当地的牙医量身定做，矫正器通过将下颌前移，为喉咙后部创造出了更多空间，从而减少打鼾。
- 体位疗法：使用枕头，帮助患者在睡眠时保持侧卧姿势。此法仅对仰卧时打鼾的人群有效。
- 改变生活方式：减肥、减少睡前饮酒、避免吸烟，都是减少打鼾的有效方法。
- 迪吉里杜管（The didgeridoo）：学习吹奏如萨克斯管和澳大利亚土著迪吉里杜管这样的管弦乐器，可改善呼吸道的肌肉张力，并减少打鼾。但我不敢打包票，你的伴侣是更喜欢听迪吉里杜管演奏，还是听你打鼾。
- 手术：手术永远是最后的选择，请务必先与医生讨论所有其他选项后再做决定。

这些还都只是开胃前菜。要小心了，如果现在还不迷途知返、接受睡眠呼吸暂停综合征的相应治疗，你的症状就会继续恶化。如果中度睡眠呼吸暂停综合征持续5~7年都得不到治疗，那么就有可能损伤您的内脏。这些损伤方式更多，代价也更大：

- 中风的风险增加，且与睡眠呼吸暂停综合征的严重程度成正比；
- 更多的心脏异常现象，如房颤、心脏阻塞、突发心脏异常情况增加；再如，午夜到早上6点常见的心脏病突发以及收缩性心力衰竭的风险增加2~3倍；
- 肺动脉高压；
- 外科手术中的意外并发症（如第7章所述）；
- 心源性猝死。

我向你保证，忽视睡眠呼吸暂停综合征并不是一个理智的选择。当睡眠呼吸暂停综合征经久得不到有效治疗时，你的爱车（身体）会伤痕累累，维修费用的收据也会堆积如山。与汽车不同的是，身体这辆"车"永远不可能换新。

希望我已经劝住了患者（以及所有读者）"不再忽视打鼾"。未来的你以及与你同床共枕的爱侣，一定会因此而更加爱你！

第10章 轻松重启睡眠

> 睡眠就像一只游戏人间的彩蝶,如果想抓住它,就得让它主动飞向你。
>
> ——睡眠卫士

设想今晚,你将乘坐飞机前往夏威夷。几小时后,你就会走下飞机,头戴花环,感受脚趾间沙粒的触感。但是,如果不做好计划,这一切都无法实现。首先,你需要打包好行李,办理登机手续,提前一两小时抵达机场。毕竟,如果在起飞前1分钟才赶到登机口,你注定要错过那趟飞机。

我经常告诉患者,准备上床睡觉就像是赶飞机一样。当你在机舱的座位上安顿好时,这一过程还将继续,你要把电子设备调至飞行模式,系好安全带,收起小桌板。每个人都会有条不紊地遵循这一系列操作,配合飞机起飞,保障飞行安全。睡眠也需要类似的准备工序,重复相应的仪式。如此一来,你就可以在飞机准备起飞时闭上眼睛,悠然入睡。

提升睡眠内驱力

要获得充足且优质的睡眠,就意味着你需要在一天中的每时每刻做出明智的选择,让你的昼夜"睡眠—觉醒"周期维持在良好的状态。这远不止是关灯前的短短5分钟那么简单。

睡眠研究公认的模型将"睡眠—觉醒"系统描述为一个24小时的周期,由两个相互作用的过程所控制:昼夜节律(C过程)和稳态调控驱动力(S过程)。这两个过程不断地相互作用,共同影响我们的睡眠。请将一整天(早晨、下午和晚上)都看作培养睡眠稳态调控驱动力(S过程,即"睡压")的机会。如此一来,到了晚上临睡的时刻,你就能自然而然地感受到睡眠的冲动。我们保持清醒的时间越长,"睡压"就积累得越多。一旦入睡,"睡压"就会得以释放。如果你正面临着睡眠问题,确保在白天积累足够的睡眠动力就显得尤为关键。如果你还没有遵循类似的程序,可以从现在开始启动:

早晨:
- 每天在同一时间起床;
- 享用健康的早餐(距上一餐至少间隔12小时——"打破"禁食状态);
- 晒太阳(早晨15~45分钟,不晚于中午,越早越好);
- 尽可能不戴墨镜,让眼睛看到清晨的阳光,能够提醒大脑和身体现在是"清醒"时刻,有助于调节和同步昼夜节律。

下午：

- 享用午餐（一顿健康、热量适宜、营养均衡的午餐）；
- 午后避免摄取咖啡因；
- 锻炼。

晚上：

- 享用晚餐（睡前2~3小时）；
- 睡前（建议睡前3小时）避免饮酒；
- 睡前2小时调暗灯光；
- 将卧室设为无电子屏幕空间；
- （尽可能）避免在睡前1小时使用电子屏幕；
- 将手机放在床边够不到的地方；
- 使用棉质床单（有助于保持身体清凉、干爽）；
- 睡前去一次洗手间；
- 保持房间黑暗、凉爽和安静（17~20℃，或让你感到凉爽的温度，目标是比室内常温低5~7℃）；
- 戴上眼罩。

无论是白天还是夜晚，你的目标是形成和滋养自己的昼夜节律，让"睡眠—觉醒"的交响乐和谐地响彻整个房间。

睡眠是一场交响乐

"睡眠—觉醒"节律是一场精妙的交响乐，其间穿插着两种重要的激素：褪黑素和皮质醇。褪黑素是睡眠交响乐的指挥，而皮质醇则指挥着觉醒交响乐。两者各司其职，不得相互干扰，像接力跑者那样行云流水、配合无间地传递接力棒。当夜幕降临、光线渐暗、温度下降之际，褪黑素的上升帮助我们进入睡眠状态；与此同时，皮质醇水平下降，让我们从觉醒状态过渡到睡眠状态。当晨曦初现，随着褪黑素水平的降低、皮质醇水平上升，我们的困意随之消退，逐渐清醒。皮质醇有助于提高新陈代谢，调节心率和血压，助力我们完成日间的所有活动。这也解释了为什么皮质醇在早晨会自然上升。

非常重要的一点是，这两种激素的节律峰值出现的时间点截然不同。这就是为什么在晚上，要尽量减少包括皮质醇在内的压力荷尔蒙分泌。这非常重要，因为只有这样，褪黑激素才能有效地发挥作用。在睡前观看新闻，或执行令人感到焦虑的任务会扰乱该系统，推迟褪黑素的释放。这通常是由于人暴露在了光线中，特别是电子屏幕的亮光以及内容激发了大脑的活动。如果褪黑素无法有效启动睡眠交响乐，你很可能会陷入慢性睡眠不足的困境。这不仅影响了当晚的休息，还可能成为次日工作和生活的障碍。

既然你已经了解了如何在白天积累睡眠压力，现在让我们来看看"四重奏疗法"，助力你获得保质保量的（7~9小时）优质睡眠。你需要在睡前45分钟~1小时开始执行这种方法（这里存在一定的灵活性，您可以根据个人情况，找到最适合自己的方法）。

我的"四重奏法"简单易行，是一种基于良好生活习惯而形成的生活方式干预法，旨在对个人产生长期的积极影响。它采用了经典的条件反射科学原理，即通过重复一系列的行为，最终在潜意识中学习并形成新习惯。只要重复的次数足够多，不久便能形成一种新的行为习惯。因为新的大脑回路需要至少3周的重复，才能固化并形成习惯。在睡眠这一领域，你的目标是建立一套新的睡前习惯，以保证轻松入睡，并实现理想的睡眠状态。

"四重奏法"不仅为解决睡眠问题提供了切实可行的初步方案，从长远来看，还能为你在拥有高质量睡眠的道路上保驾护航。请记住，这个方法不是3周做一做、完成任务后就可草草收兵的短期计划。比方说，如果你遵循特定的减肥食谱成功地减去了一些体重，这是否意味着你可以立即恢复过去不健康的饮食习惯呢？并非如此。

"四重奏"的魅力在于，无论你是否对自己的睡眠质量感到不满，都能从中受益。哪怕你自认为睡得已经很不错了，我还是会鼓励你在每天早晨刷牙时，问自己："我昨晚睡得好吗？"或者问问你身边的人："你觉得我昨晚睡得如何？我睡得安稳吗？"这些都是我希望你开始关注的问题。如果得到了负面回答，不要产生抵触心理，也不要像很多人那样左耳进右耳出，然后维持原有的生活方式。相反，要用心倾听、反思，并采取正确的行动。长期的糟糕睡眠就像戴着脚镣和沙袋行走，久而久之，这种沉重的负荷就会成为你的"新常态"。但你完全有能力，也应该摆脱这些负重，将自己解放出来。你会睡得更好，感觉更棒，生活也更加美妙。

我的"四重奏法"包含4个步骤，看着简单，实施起来也并不难，但它们带来的效果完全取决于你投入的热情和努力。

8年前，我在职业生涯的初期见证了许多人为入睡而苦苦挣扎，便研发出了这个方法。很多人都受到了不同程度的失眠困扰，患者们排着长长的队伍等待治疗。这让我开始思考，有没有更好的方法来帮助他们呢？

我所提出的基本步骤都是基于睡眠科学的公认原理，有些甚至是我从我的导师那里学到的。但我更想创造一套简单易记的方法，这样它才能与我的患者产生共鸣。我挑选了4种最常见且被普遍熟知的行为来促进睡眠，这有助于患者更自然地遵循这些方法。我不想在这个过程中增加任何不便或额外的成本。这不是什么小工具或药片，只是一个优雅而简洁的系统。它完全免费，几乎人人都能使用。同时，它也遵循了医学的首要原则——"无伤害"，这对每位医生来说都至关重要。

患者采用了我的"四重奏法"后，通常反馈它的效果循序渐进，缓慢却稳健。很多人惊喜地发现，这种方法竟然如此简单易行。不久后，我发现患者开始逐渐减少了！这是个好兆头：意味着他们在睡眠上实现了根本的改进，增强了自信，不再需要定期回访了。因此，我会告诉他们，一旦他们气定神闲地走向夕阳西下的方向，就不再需要我、不再需要任何治疗干预或药物处方了。除此，我还要对他们说："如有需要，欢迎随时来找我！"有时，他们确实会面临新的挑战，或需要进一步的指导——这就是生活。我们都有可能遇到意料之外的压力，可能需要外界的支持方能克服。你可能还记得第8章提到的布鲁克，她曾经靠自己的努力控制住了失眠，直到疫情暴发，才又一次来到我的诊所。

将"四重奏法"想象成一种为夜晚睡眠所准备的有序仪式，就像在机场一样。这一过程每晚都需要维持严格的一致性，以便身体和大脑能够识别并预测即将到来的"睡眠时刻"："好了，该睡觉了。"仔细想想，从清醒到睡眠的过渡是一个需要精细处理的时刻，有点像医院的班次交接。交班是至关重要的时刻：所有准备离开医院的护士和医生，都必须事无巨细地将正确的关键信息传递给下一个班次的工作人员。他们不能匆匆地跳上车就跑，而是要通过细致的沟通，确保患者得到全面的照顾。同理，"四重奏法"也发生在这样一个重要的交接时刻——你的身体正准备从清醒状态过渡到睡眠状态。

请记住，"四重奏"并非事无巨细、一成不变；请根据自己的实际需求制定、修改它，打造属于自己的完美睡眠节奏。

辛格医生的理想睡眠"四重奏"

第一步：淋浴（15分钟）

为什么要在晚间沐浴？因为淋浴能够加速加速身体内部冷却的过程，让身体为就寝做好准备。无论是夜行性，还是昼行性动物，所有哺乳动物在入睡时，都会经历大脑快速冷却以及核心体温下降的过程。睡前的温水澡能使皮肤表面的血管扩张，加速热量散发。这能帮助身体核心部位更快地降温，有助于褪黑素的释放，进而向身体发出启动睡眠过程的信号。

临睡前要避免在浴室使用过于明亮的灯光，同时仔细检查沐浴露的成分。你可能会惊讶地发现，一些知名品牌在沐浴露中添加了咖啡因！我们可不想做任何影响身体褪黑素自然升高的事情。

第二步：写日记（15分钟）

写日记的目的在于平息你心中的"忙碌感"。你需要尽可能将大脑中的思绪、琐事、待办事项、忧虑、焦虑、问题和困扰释放掉。因为这些因素可能在你的脑海中嗡嗡作响，干扰睡眠。通过写作或是简单的涂鸦，你可以尽情地将这些心事倾倒出来。将你的大脑想象成一个装满水的桶，在满足地躺进被窝，踏实地闭上眼睛之前，将桶里的水一股脑地倒在纸上，让桶彻底排空。将所有的念头记录下来，可以帮助你在睡前释放紧张情绪。

不知道从哪里起手？不妨尝试一个简单的整理策略：写下当天的三大亮点或成就；那些点亮你一天的瞬间；然后列出明天想要实现的三件事（3—1—3）。这样做能帮助你以积极的心态进入睡眠，并在次日醒来时更好地记起那些重要的待办事项。

第三步：阅读（15分钟）

阅读有助于稳定情绪。适当挑选一些温和或轻松的材料来阅读。这里有几点建议：阅读纸质读物永远比阅读电子屏幕更佳，因为发光的屏幕不仅会打乱褪黑素节律，还会使你感到眼部疲劳。此外，避免在睡前阅读悬疑惊悚小说或你最喜爱的畅销书，因为睡前的兴奋可能会让入睡变得更加困难。别担心，有声读物也是一个不错的选择。你甚至可以考虑购买一个带有内置耳塞的睡眠眼罩，在聆听中轻松入睡。

第四步：呼吸（15分钟或以下）

这最后一步至关重要，它就像飞机起飞，冲破云层，引领你飘入梦乡。慢慢地吸气、呼气，你甚至可以尝试冥想。关键在于平衡你的内在世界，静心凝神（抛却压力和烦忧），让身体放松（尽可能摒弃不适感）。你可以尝试"4—8呼吸法"——吸气4秒，呼气8秒，一次呼吸循环12秒，相当于每分钟呼吸5~7次。

有意识的呼吸是平静内心的有效方法。印度瑜伽大师和哲学家萨古鲁（Sadhguru）提到的有意识呼吸概念令人备受启发。他讲解了如何通过吸气时吟诵"我不是身体"，呼气时道出"我亦非心灵"，来斩断个人与忧虑之间的连接。他的呼吸法是一种行之有效的技巧，能够帮人摆脱压力和困扰，且该方法能够完美地融入"四重奏法"，让你的心绪不再飘忽不定。

结合以上所有步骤，便能建立一个令人倍感平静的日常行为规范，你也定将从中受益匪浅。你可以将这个过程想象成在飞机获准起飞前，清除跑道上的障碍。每个人都喜欢听到飞行员宣布："我们准备起飞了。"那时你就知道，自己可以彻底放松了。

记住，事缓则圆，切莫心急。睡眠不是一个猛子扎进游泳池；要从浅水区慢慢蹚进去，逐步适应，最终安然抵达深水区。

洗个澡、写写日记、读读书、好好呼吸——就是这么简单，4个步骤轻松搞定。

时间紧迫？只需15分钟就能获得更高质量的睡眠

或许你正在旅行途中，或许你刚度过了忙碌的一天。无论如何，如果你发现自己的生活过于凌乱或匆忙，无法执行"四重奏法"，但仍然希望能采取一个简单的方法来放松身心，不妨抽出短短的15分钟，做下面这几件事，步向更高质量的睡眠。

远离屏幕。

伸展身体。

保持房间**凉爽**。

将思绪倾倒进日记本。

听听噪声 白噪声、粉噪声、棕噪声或其他环境声。白、粉和棕噪声处于听觉频谱中不同的频率区段。白噪声在所有频率上振幅均匀，如风扇声或电视静态噪声；粉噪声偏向中到低频率，常见于大自然中，如风声和雨声；棕噪声则属于低频率，如雷声和瀑布声。

保持房间**黑暗**。

睡眠小偷

睡眠卫士明白，我们并非总是完美的，这并不是问题所在。但当我们的选择和行动能够有效地加强大脑内部时钟的功能时，"四重奏法"就能发挥最大的作用。有一群狡猾的"睡眠小偷"，正无声地潜伏在你的背后，默默地觊觎你宝贵的睡眠，随时准备冲出来肆意作恶。你或许不能将所有这些不速之客一网打尽，但我仍然鼓励你尽可能勤快地、尝试驱逐更多小偷，以保持睡眠道路畅通无阻。对此已经有所觉察的你，一定要注意以下警示信号：

- 饮酒助眠；
- 熬夜追热剧，狂刷社交账号；
- 临睡前躺在床上玩手机；
- 在沙发上打盹；
- 睡前做运动；
- 因失眠而在凌晨2点起来叠衣服；
- 没放松就直接扑到床上；
- 夜间如厕（睡前过量饮水）；
- 午夜时分吃一大碗冰激凌；
- 认为睡前抽一支烟无伤大雅；
- 失眠时不断盯着时钟；
- 缺少睡前例行程序；
- 睡前吃得过饱；

- 小睡超过20分钟；
- 整天在电脑前，从不休息；
- 拖延就寝时间；
- 环境噪声打破夜晚的宁静；
- 反刍式思考问题；
- 盯着屏幕，尤其是高亮度屏幕；
- 卧室温度过热或过冷；
- 利用周末补觉；
- 睡眠和起床时间不固定；
- 在床上工作；
- 过度频繁或大剂量服用阿普唑仑（Xanax）等药物；
- 床伴打鼾或在床上辗转反侧；
- 睡眠质量不高或睡眠时间不足（或两者兼具）。

7步通往优质睡眠

如果告诉你，仅需1周的时间，就能显著提升睡眠质量，你会做何感想？我要告诉你，这不仅可能，而且可以从今晚就开始实践。你需要做的，就是在未来7天内，每天做一些小小的改变，这些看似微不足道的变化（如到户外晒几分钟太阳）累积起来，水滴石穿，定能带来意想不到的效果，显著提升睡眠质量。如果不确定从何处下手，不妨尝试以下7个步骤，看看你的耐心、情绪、精力和睡眠是否有所改善。

💤 星期日

用我的"四重奏法"开启新的一周。成功的秘诀在于重复，多做几次，你就会开始对睡前时间产生类似巴甫洛夫式的条件反射。每天坚持这些习惯，你的身体和大脑就会有效地记住这些例行活动，并且乐于坚持下去。

💤 星期一

比平时提前15分钟上床睡觉。15分钟听起来不多，但1周累计下来，这个小变化就意味着多出了1小时45分钟的睡眠！我们常关注睡眠的"质量"，但"数量"也同样重要，对那些最常见的、被自己所赐的睡眠不足来说尤为重要。

💤 星期二

快速充电。中午至下午2点，是人体昼夜节律的一个自然低点，大多数人都会开始感到有些疲惫。你可能会产生冲动，想吃个甜甜圈或喝上一杯含糖饮料，用即时而暴力的方式补充能量。每个人都在谈论"充能午睡"，但实际上，并不是所有人都能或者愿意在白天打个盹。好消息是，你不必睡觉也能充电！可以通过平静思绪、减少思考，来达到同样的效果并获得身心急需的能量补充。整个过程甚至只需要10～15分钟。闭上眼睛静静地坐着，专注于呼吸或冥想，便足以让你重新焕发活力，做好万全的准备，拥抱接下来的时光。

💤 星期三

将忧虑列入行程安排。人人都会感到忧虑，尤其是在新型冠状病毒肆虐的今日，这些纷扰似乎总是打乱我们的睡眠，对吧？将忧虑列入行程安排，也是一种能对睡眠产生积极影响的习惯。首先，要明确是什么让你感到不安，然后专门抽出20分钟的时间，围绕那件困扰自己的具体事务进行思索，要确保设定明确的时间限制并严格遵守。可以通过写日记、散步，甚至坐在办公室的一角来分析和思考。理性地评估你的忧虑，通过头脑风暴来寻觅可能的解决方案。即使没能找到答案也无妨，至少你知道自己已经尝试过了。像这样，在白天直面忧虑，意味着它们不太可能在夜晚也阴魂不散地盘踞在你的脑海中（注意：这不能替代"四重奏"中的"写日记"环节）。

💤 星期四

更聪明地锻炼。我们都认可锻炼有益健康，但晚上10点还在骑动感单车，恐怕并不是最佳选择。错误的锻炼时间反而会干扰你的睡眠。今天，让我们来挑选出最佳的锻炼时间，以免你为了健康而采取的行动反而打乱了生物钟。如果你很晚才离开办公室，这可能会有些困难，但不妨试试看，能否将锻炼区间安排在一天中较早的时间段。此外，你可以回顾第3章的内容。我们讨论过在一整天中协调性、反应速度、肌肉力量等处于最佳状态的时间。

💤 星期五

消灭睡眠小偷。请回顾我之前提到的睡眠小偷名单。我敢保证，起码有几位让你感觉似曾相识。今天的任务是识别并驱除那个特别扰乱你的睡眠小偷。如果你感觉状态极佳、有如神助，也可以试着再赶走一个（甚至更多）。这些坏蛋没有资格干扰你追求美妙睡眠的伟大征程。

💤 星期六

沐浴阳光。我在整本书中反复提到了这一点，其重要性不言而喻！尽量在中午前晒15分钟太阳。如果处于冬季，在复活节前，阳光往往处于"冬眠模式"。此时，可以依赖灯箱这样的辅助道具获得类似的效果。在一天中稍早的时段接触几缕阳光和光线（或二者取其一），是调节生物钟的一个有效方法。

猜猜结果如何？在短短7天内，你就可以掌握自己的睡眠规律，并实施了7个有意识的且具有长远影响的积极转变。你正在学会如何让自己的生物钟与外部环境同步，以及如何与身体的自然睡眠—觉醒信号建立紧密的联系。你可能已经感觉焕然一新，精神更加饱满，生活也更有活力。请继续努力，让你的健康、快乐和整体幸福感有所提高，然后去感染周围的每一个人吧。

第 11 章 将你的 1350 万分钟物尽其用

> 睡眠质量能决定一个人是会像优质的威士忌那样,随着时间的推移而愈陈愈香,还是像酸奶一样容易变质。
>
> —— 睡眠卫士

当一个人为更健康的睡眠而投资时,他的世界就会变得更加丰富多彩。如果成千上万甚至数百万的人改善了他们的睡眠,那么这将带来变革性的、源远流长的影响。不过,我们该如何实现这一宏伟目标呢?

革命往往伴随着进化。只有发生了根本性的颠覆,才会有革命性的进步。回顾睡眠医学的历史,我们可以看到它已从艺术转变为科学,最后走向商业化的自然进程。

千百年来,睡眠长期都停留在理论层面,几乎没有人真正理解它,只是根据主观信念来对待它(就像对待艺术一样)。后来,科研的突破颠覆了人们对睡眠科学的理解。最后,睡眠产品的商业推广涌入市场,试图赚快钱(21世纪初,商业风波突起)。这是一个循环过程——睡眠又一次回归科学,并最终将重归艺术。

现在的睡眠领域又是怎样呢?创新性的睡眠研究带来的重

要发现、人类态度和观念的转变，终于将我们引导至正确的方向：一个以科学为主导，睡眠为核心的新时代。

一场静默的革命

睡眠本身是静谧的，但其积极效应却宛如振聋发聩的箴言一般，以无限的方式向外回荡、扩散、经久不息。我以为这场革命于微势发迹，但终有一天，将逐渐引发全人类的连锁反应，360度无死角地绽放，最终环绕整个地球。通过这代人的正确引导，我们便能为下一代奠定基础，创建根本的预防措施。良好的睡眠习惯将取代不良习惯，并有望普及开来。有朝一日，优质睡眠将成为一种必然，就如同我们今天会理所当然地系上安全带一样。这将是公共卫生领域的一项丰功伟绩，这场运动一定会在某个时间、某个地点生根发芽。那么，为什么不是今晚，就在您的卧室里呢？正如"三C"格言所启示的生活原则：抓住机会（chance），选择（choose）睡眠，从而改变（change）人生。

尽管睡眠科学如此引人入胜，但在更深层次上，睡眠本质上是一门艺术。即便掌握了世界上所有的科学知识，但若不与睡眠这门"艺术"产生如化学反应般的共鸣，优质的睡眠依然会与你渐行渐远。是的，睡眠是一门科学，但它同时也是一门艺术。

试想，优质的睡眠是一种感觉，它不是睡眠追踪器上生成的一组数字，不是图表，也不是分数。你从内心深处渴望着健康的睡眠，当你经历了一夜深沉的睡眠，就能直观地感受到它。优质睡眠带来的感觉，就如同你听到最爱的歌曲、目睹壮美的日落或享受美味的食物一样，这些感觉是无法量化的。科学启发我们认识到睡眠的神奇之处，并帮助我们更好地理解它，但它未必能引领我们达到至高的境界。尽管数据能够赋予人以力量，并揭示真相；然而，只有你的意识和动力，才能改变自己的行为。

> **睡眠是无线充电器**
>
> 你知道将手机放在充电平板上，充电原理是如何运作的吗？可以将舒适的床想象成身体的巨大充电板，你只需一如既往地平躺，经过8小时的休息，就能在醒来后更高效地学习、拥有更精神焕发的面貌，感觉更加惬意，表现得也更聪明，并拥有更强大的身体和意志，甚至过上更美好的生活。

"睡眠科技"的诱惑

你可能已经注意到，如今市场上涌现出了很多令人眼花缭乱的睡眠产品：降温床垫、粉红噪声机、降温头带、智能手表、昼夜节律阅读灯、止鼾枕、气候调节床垫、内置柔和音乐的香薰机、智能睡衣，甚至还有专门为宠物狗设计的睡眠追踪项圈！

68%的人每周至少都会遭遇一晚睡眠难题，这些人都迫切渴望着能有一夜好眠，于是就导致了"睡眠能赚钱"观念的产生。这些创新的未来派玩意听起来挺酷，但它们真的能帮助我们促进睡眠吗？

我们离答案越来越近了，但还没有发现万能的解决方案。如果某种所谓的"催眠饮料"真能奏效，那么每家每户的冰箱里早就已经塞满了它。伟大的科学需要时间来沉淀，就像十月怀胎一样，不能操之过急。诚然，这些产品揭示了人类对改善睡眠的强烈渴望。随着不断试错、学习更多关于睡眠的知识，我们可以期待这些产品不断完善。需求固然存在，但我们的学习之路仍然漫长。

随着科技力量的日益强大，其成果也会更加显著，更好的未来在向我们招手。在此之前，我们不能眼巴巴地等待"科学"这个全能的救世主，而是要从此时此刻、从这个夜晚起，全心全意地与优质睡眠建立不解之缘。我们需要学会聆听身体发出的信号，避免作茧自缚。回归本源的方法其实很简单，饿了就吃，渴了就喝，困了就睡，而不是按下"播放下一集"的按钮。

人们追求"睡眠科技"的初心各不相同，部分原因可能是睡眠医生、临床医师和科研人员供不应求。睡眠领域每年开设的职位寥寥无几，研究经费也十分有限。美国住院医师配对计划的数据显示，在2021年，睡眠医学领域仅开放了179个职位，其中许多还是兼职，因为医生通常得兼顾他们的主业。即便数量如此稀少，仍有12个职位空缺。例如，印第安纳州一年只提供一个职位。如果我们讨论的不是一个影响68%人口的专业（如外科，2021年提供了187个职位，出现了7个空缺），你可能会觉得这是意料之中。相比之下，心血管疾病领域提供了超过1000个职位，但只有3个空缺。问题出在哪里呢？尽管睡眠障碍在社会中普遍存在，但大多数人并不认为健康的睡眠是时尚之选，睡眠医学似乎还没有变得热门。

不要"去"睡觉

睡眠本该自然地"来"，何以为"去"睡觉而心生烦恼呢？现在很多事皆如是。

需要打车吗？

过去：站在街角挥手，希望能拦到一辆车。

现在：打开一个手机应用，车会主动来找你。

需要钱吗？

过去：在营业时间去银行排队。

现在：手机全天候提供服务，无须亲自去银行转账；钱会通过中介主动来找你。

需要食物吗？

过去：去餐厅排队等位、等上菜、等结账。

现在：用手机点单，吃的就会被送到家门口；食物会主动来找你。

想看最爱的节目吗？

过去：苦苦等到周一晚上8点。

> 现在：通过点播服务，想看什么就看什么，想什么时候看就什么时候看；节目会主动来找你。
>
> 是时候改变我们对"去"睡觉的固有认知了。将思路逆转过来，换一种方式和角度去看待睡眠：将睡眠视作一种不怎么费力气，就会自然而然"来"找你的事物。这才是睡眠最初被设计的初衷。

我渴望改变这一切。如果不这么做，人类的健康和福祉将会持续受到损害。我由衷地希望，在您步上改善睡眠和健康的美好征程时，本书的信息、建议和种种策略，能为您带来切实的帮助和绵延不绝的鼓励。

看似"光明"的未来……

300年前，人们为了减肥不惜吞食绦虫卵，砒霜被当作治疗梅毒的药物，长虱子的人拿水银当药使，涂抹自己的身体……

如今，我们听罢这些故事，恐怕只会哭笑不得。但是，300年后的世人又会怎么评说我们呢？我们在2322年的后代，是否会认为我们也是同样的疯狂且无知呢？

他们肯定会这么认为，而且他们会有很多的真实案例佐证。但在本书的讨论范围内，我将重点关注的问题是：人类对本书中提到的"三大健康支柱"赤裸裸的忽视。我敢保证，未来的人们听到我们今日的做法后，一定会摇摇头，难以置信地叹息：他们当时在想什么啊？

- 他们只是久坐不动、点击鼠标、滚动屏幕，就害自己得了关节炎和心脏病？
- 他们吃着塑料包装的工业加工食品，那些食品根本不新鲜，含糖量还奇高无比？
- 他们盯着明晃晃的屏幕直至凌晨1点，每晚只睡几小时？
- 他们能把人送上月球，自己却只是呆坐着慢性自杀？

后人会对此感到不可思议，满心困惑，因为我们本该更明事理。说实话，在2022年的今日，即便是我自己也依然感到困惑和迷茫。我们手头有海量的科学证据、数据和信息，完全可以做出更健康的选择，但我们却没有。我们肆无忌惮地践踏和摧毁着三大健康支柱——运动、营养与睡眠。300年前的不同之处在于，那时的人们并不懂这么多。

如今，我们不能再以无知为借口，至少在健康和营养方面，我们没有任何借口。然而，睡眠仍是一个新兴研究领域。以我个人之见，睡眠对健康、大脑以及人体免疫系统的重要性（参见第5章），在广大人群中还没有引发真正的共鸣。我们这一代人在成长过程中，仍然抱有这样的信念：如果想成就一番事业、赢得世人的尊重，就可以（甚至应该）牺牲睡眠。熬夜曾经是并且现在仍然是一座值得夸耀的奖杯。我们从小就被灌输着这样的谬论，长大成人后，依然对此深信不疑。让我们成为最后一代有这种想法的人吧,这种错误观念不能再继续流传下去了。

感谢院士们、思想领袖们,还有那些锲而不舍追寻真理的科研人员们,感谢越来越多睡眠不足的患者花时间去探寻健康睡眠的益处。我坚信,人类正站在一个激动人心的、具有革命性的时刻边缘。

睡眠的未来看起来一片"光明"……当我们谈论睡眠时,"光明"的未来一点都不光明,至少在日落之后不怎么光明。总有一天,人类会欣然拥抱夜幕降临;将与自然昼夜节律和谐共生;将会知晓要在群星闪耀之际调暗灯光,并对此感到舒适和安心。我们都将通过睡眠来自我疗愈,因为我们都希望在新的一天以及未来的每一天都能感到焕然一新、精力充沛。如果我们做不到这一点,就会觉得自己的行为一点都不时尚。因为更好的睡眠意味着更健康的身体,也意味着更美好的生活。

睡眠卫士梦想着有一天——

- *每一位健康从业人员都会将睡眠筛查作为患者常规护理的关键组成部分;*
- *睡眠(而非睡眠剥夺)将成为所有人都想赢得的战利品;*
- *每个人在每天早上照镜子时都会问自己:"我昨晚睡得好吗?"*
- *夜晚将只属于睡眠,我们将继续选择夜晚的黑暗,而非光明。*

因此，当夜幕为美好的今日画上休止符时（就像这本书也即将与您依依惜别），您爬上床，关掉了灯，请回想一下，我之前提到的那笔价值1350万美元的"睡眠基金"。您准备好将它兑现了吗？人类更加光辉闪耀的未来，就从明天开始……

致谢

阿比纳夫·辛格的致谢

感谢维佳,我的灵魂伴侣,你是我此生最美好的邂逅。祈愿在清晨的第一缕光照进窗棂之际,睁开眼就看到你美丽的侧脸;在夜幕降临,思绪朦胧之际,愿我带着你温暖的笑靥进入梦乡。是你激励我不断超越自我,每一天都成就更好的自己。感谢佐伊,我们那勇往直前、自由奔放的10岁的女儿。你每天都在提醒我,与你相比,爸爸是多么渺小甚至无足轻重。

感谢我的家人,感谢母亲、父亲和姐姐,你们始终无条件地信任我、支持我,并容忍我所有的古怪和任性。感谢库姆库姆阿姨,你教会了我无论身处何时何地都要保持积极乐观的心态。

我想深深地感恩并缅怀莎伦·梅里特(Sharon Merritt)[1]医生——我在引言中提及的伟大女性。在我刚抵达美国(仅仅踏上这片土地14天)不久,她是第一个予以我信任的人。她面试并聘用了我作为她的睡眠研究助理,为我开启了睡眠研究的大

---

[1] 梅里特医生多年来致力帮助患有睡眠障碍的人群,曾是芝加哥大学护理学院嗜睡症研究中心的负责人;2004年因肺癌并发症辞世,享年64岁。

门。这永远改变了我的人生轨迹。

感谢比尔·巴菲医生，他在我培训结束之际便聘请了我，并慷慨地为本书撰写了序言。感谢曼弗雷德·穆勒医生，感谢他的支持和悉心指导。还要感谢我所有的医生同事们，特别是史蒂文·塞缪尔斯医生，感谢你们将患者托付给我。值此之际，我还要向丹·潘凯维奇表示崇高的敬意，在他的帮助下，我们才能运营这家最棒的睡眠中心。

感谢我的代理人格雷格·约翰逊对这个项目的信任，感谢Humanix Books出版社给予的机会。感谢罗伊·希伯特在本书中无私地分享了他通往更好睡眠的旅程，同时也感谢整个步行者队。

当然，我要向我的合著者夏洛特·詹森致以最衷心的感谢。没有她，这个项目仍是梦想的种子，不可能开花结果。她的专业技能和语言天赋帮助我提炼了自己的愿景和思绪，将我的经验浓缩成这本轻松易读的书籍。希望本书能帮助读者，将睡眠的魔力代代相传。

在这段漫长的旅途中，如果没有一些人的影响和支持，我的睡眠健康背景定将大不相同。为此，我要特别感谢我的导师、永远激励人心的菲莉丝·泽伊博士，是她给了我千载难逢的机会，让我加入了她的睡眠研究团队。她教会了我如何在工作、学习、照顾患者和每日不断进取之间找到平衡，她的全球影响力和在思想领域的引导地位有目共睹，让人景仰。我何其有幸，能够近距离观察恩师如何管理一家世界级的、庞大的科研机构。她桃李满天下,还总是面带微笑又不失权威地执行着这一切。

我还要感谢西北大学的拉马·古利内尼博士和丽莎·沃尔夫博士,以及我的住院医师培训项目主任乔尔·斯皮尔博士。他以身作则,向我展示了如何成为一名出色的临床医生,并始终将患者的福祉放在首位。因为有他,我才能铭记"要永远为患者奉献全力"。

感谢弗雷德·迈耶。在我初来乍到的第一年,他就像一位慈父教会了我何谓"美国":在整个研究中心,他努力帮助我融入这个全新的"家"。作为一个来自孟买的年轻人,这里有太多我不知道的事情;在他的帮助下,我才能在这个新奇而陌生的国度感到宾至如归。他传授给我的所有知识,包括美国的生活方式、文化以及不同短语的含义,都是书本上学不到的。

当然,还要对所有信任我的患者及其家属表示最真切的感激,你们是我每天上班的动力。

夏洛特·詹森的致谢

"也许我们应该写一本书",回想起第一次说出这句话时,《睡出好生活:7步获得好睡眠》不过是灵光一闪的星星之火。然而,这本书的创作实际上是一场激动人心、充满挑战,且带来丰富回报的旅程。如果没有那么多人的贡献和鼓励,这本书是不可能顺利完成的。

首先,感谢我的儿子,他在降临人间的最初几个月里,不经意地加深了我对睡眠不足的深刻理解,感谢你让我在宁静的夜空下陪伴着你,体验了抚慰你这个可爱小生命的宁静时刻。感谢你每一天带给妈妈的启发,感谢你在未来的成长过程中,将继续教会我更多宝贵的东西。

致我的合著者阿比纳夫·辛格:没有你,这本书根本不可能诞生,感谢你的才华、慷慨、奉献、友好以及对睡眠健康领域的卓越贡献。感谢你让我与你共同分享这段不可思议的旅程,也感谢你在整个过程中带来的欢乐,并在此过程中帮助我改善了睡眠!

感谢格雷格·约翰逊,他从一开始阅读我们的提案时,就对我们的想法和理念深信不疑,感谢你为两名初出茅庐的作者精心策划了这本书。感谢基思·普费弗和Humanix Books出版社团队的热情支持,让我们出版书籍的梦想照进了现实。

特别感谢罗伊·希伯特,非常感激您与读者分享了自己的亲身经历。我喜欢与您讨论睡眠、篮球、育儿,甚至是《家庭主妇》真人秀!比尔·巴菲博士,感谢您为本书撰写了精彩的序言。

还要由衷地感谢那些手执红笔的编辑老师,经过你们的审校,本书的文字表达愈发顺畅:从我高中的英语老师,到新闻学院的大学教授;从我的第一位老板兼编辑戴安娜·菲利波夫斯基·斯坦普夫到丽耶瓦·莱松斯基和前《企业家》杂志才华横溢的编辑团队(现在是我一生的挚友)。

感谢我的父亲和母亲,他们让我在童年时能置身于书架上眼花缭乱的佳作中。同样感谢我的家人：莫林·洛威（感谢你总是对我关怀备至，并热心庆祝我的成绩）、奇·普拉萨德（感谢你用精美的晚餐、水手之歌和爽朗的笑声赋予我能量）、凯瑟琳·普拉萨德（感谢你对我写作的信任）、苏珊·威利斯（感谢你的爱和鼓励）以及汤姆·布鲁斯特（感谢你无穷的智慧和启发）。

写作有时是一场孤独的旅程，为此我要特别感谢我的挚友们：詹妮·洛夫（她的第一部著作为我铺平了前路）、黛安娜·克拉克、辛西娅·麦钱特、艾瑞卡·佩里亚以及米琪·杜琼。你们营造的美好氛围、那些令人怀念的葡萄酒会、鼓励我的一条条短信和视频通话，都让我的世界变得熠熠生辉、截然不同。玛丽亚·盖斯：你源源不断提供的意大利巧克力一定是疏通作家思路的灵丹妙药！肖恩·秦，一位杰出的倾听者和挚友：你总是坚信我终有一天会出书（哇，你说对了）。阿曼达·Z，几年前，当我的梦想还是那么遥不可及时，非常感激你帮我指明了方向。

最后，还要给我的猫——帕丁顿一个大大的拥抱，它是我认识的最佳睡眠大师，也是我每天写作的伴侣。它总是懒洋洋地（通常是伴着自己的呼噜声）躺在我的大腿或键盘上，而这本书就是在这样温馨的陪伴下逐渐成形的。